BASTEI
LÜBBE

Helen Kerremans

Abschied von der Angst

Meine Befreiung vom Alkohol

BASTEI
LÜBBE

BASTEI-LÜBBE-TASCHENBUCH
Band 61 101

1. Auflage Jan. 1987
2. Auflage Jan. 1990
3. Auflage Okt. 1990
4. Auflage April 1991

Originalausgabe

Printed in Germany 1991
Einbandgestaltung: K.K.K.
Satz: Fotosatz Froitzheim, Bonn
Druck und Verarbeitung: Ebner Ulm
ISBN 3-404-61101-2

Der Preis dieses Bandes versteht sich einschließlich
der gesetzlichen Mehrwertsteuer

Die Forderung, die Illusionen
über seinen Zustand aufzugeben,
ist die Forderung,
einen Zustand aufzugeben,
der der Illusion bedarf.

Karl Marx

Helen

Ihre Hände zittern nicht – noch nicht. Aber sie weiß genau, wenn sie nicht sofort die Dose findet, die sie nachts versteckt hat, werden sie bald zittern. Nicht auffällig, nicht so, daß ihr Mann es bemerkt in den wenigen Minuten, bevor er das Haus verläßt, aber doch für sie spürbar, Angst machend, Panik auslösend. Und dann wird das Entsetzen sie am Hals nehmen, daß ihr die Luft wegbleibt und sie würgen muß. Wo, verdammt noch mal, hat sie bloß das Bier versteckt? Jedesmal muß sie sich etwas Neues einfallen lassen. Dabei gibt es in diesem Hotelappartement kaum gute Verstecke. Alles ist nur improvisiert, man bleibt nur noch wenige Tage. Sie spürt, wie das Grauen in ihr hochkommt. Wo, zum Teufel noch mal, ist das elende Bier? Sie braucht es, braucht es sofort, wenn sie nicht auffallen will. Mit unsicheren Händen macht sie den Schiebeschrank auf. Natürlich klemmt er wieder. Nebenan im Bad hört sie die Dusche rauschen. Gott sei Dank, daß Pierre immer so lange duscht. Und jetzt endlich fällt es ihr ein: hinter den Schuhen im Schrank muß die Dose sein.

Sie hockt sich hin und tastet mit fliegenden Händen die Schrankecke ab. Nur nicht umstoßen, sie braucht jeden Tropfen. Da ist sie, die kleine, bunte Dose, und sie ist – wie sie sofort spürt – noch mehr als halbvoll. »Mein Gott, ich danke dir«, murmelt sie fast unhörbar. Mit beiden Händen umspannt sie die Blechdose mit dem Inhalt, der für sie im Moment die Rettung bedeutet. Sie läßt sich aus der Hocke auf den Boden gleiten, sitzt jetzt auf der abgenutzten Auslegeware des schmalen Appartementflurs und trinkt.

Das Bier ist warm und schal. Es stört sie nicht. Sie braucht den Alkoholgehalt, nicht die Flüssigkeit. Seufzend setzt sie ab, holt tief Luft und hört noch immer die Dusche nebenan. In gierigen Zügen trinkt sie den Rest. Lehnt sich dann mit dem Rücken gegen den Schrank und atmet tief durch.

Schon spürt sie, wie die Wärme ihren Magen erreicht. Eine Welle von Wärme und Ruhe geht durch ihren Körper. »Mein Gott, ich danke dir«, murmelt sie noch einmal und wischt sich mit dem Handrücken über Mund und Augen. In jeden Muskel kehrt Kraft zurück. Die Hände werden ruhig und gehorchen wieder korrekt. Die Beinmuskeln zittern nicht mehr.

Sie steht auf. Im Bad wird die Dusche abgedreht. »Helen, bist du noch da?« ruft ihr Mann. Oh, du ahnungsloser Engel, denkt sie. Sie öffnet die Tür und sieht ihm zu, wie er sich mit dem Hotelhandtuch frottiert. Prustend, mit nassen Haaren steht er vor ihr. Er kommt ihr so prall gesund vor, daß sie fast Haß empfindet. Sie sieht in den beschlagenen Spiegel und fährt sich über die Haare: »Ja, ich muß mit dem Hund raus, er ist schon ungeduldig«, murmelt sie.

»Sehen wir uns nachher noch?« will ihr Mann wissen.

»Ich weiß es nicht, vielleicht«, antwortet sie vage.

Hoffentlich nicht, denkt sie. Sie muß weg, sofort neuen Stoff besorgen. Die halbe Dose reicht höchstens für eine halbe Stunde; bestenfalls so lange gibt sie ihr Kraft. Ich muß nachher meine Zähne putzen, denkt sie, ich fange an, mich zu vernachlässigen. Man sieht mir sicher schon an, wie es um mich steht.

Der Hund zerrt sie hinter sich her. Er will natürlich Richtung Park. Sie aber muß erst zur Tankstelle an der Ecke. Neulich, als ihr Mann dort getankt hat, hatte sie so ganz nebenbei registriert, daß dort Alkohol verkauft wird. Es hatte damals keinerlei Gefühl in ihr ausgelöst. Aber jetzt erinnert sie sich genau an die Farbe der Bierdosen, die im Fenster aufgestapelt waren. Sicher gibt es dort auch irgendeinen Magenschnaps, denkt sie, irgend etwas, das schneller wirkt und nicht so auffällt, wenn man es draußen trinkt.

Der junge Mann mustert sie, wie sie meint, kritisch, als er ihr hilft, das Bier und drei Dreierpackungen Fernet-Branca in die mitgebrachte Plastiktüte zu packen. Sicher sollte ich irgend etwas Erklärendes sagen, denkt sie, etwas Verharmlosendes, aber mir fällt einfach nichts ein. Er scheint ohnehin zu wissen, daß ich es dringend für mich selbst brauche. Sicher sieht man es mir genau an.

Mit schnellen Schritten geht sie jetzt hinter ihrem ungeduldigen Hund her. Es sind nur drei Minuten bis zum Park. Als sie Rocco von der Leine gemacht hat und auf eine Bank sinkt, fällt ihr ein, daß Samstag ist. Darum ist noch niemand unterwegs. Es ist ungefähr acht Uhr, die arbeitende Bevölkerung macht heute größtenteils Pause.

Sie versucht, in ihrem Kopf ein wenig Ordnung zu machen. Samstag – es verspricht, ein schöner Tag zu werden. Ihr Mann fährt in einer halben Stunde etwa ins Studio. Er hat mit der Film-Cutterin verabredet, den ganzen Tag zu schneiden. Helen fühlt sich schlecht und beschließt, hier auf der Bank eine Dose Bier zu trinken, dann ins Hotel zu gehen und Pierre noch schnell ein freundliches Gesicht zu zeigen, bevor er fährt. Er soll sich ihretwegen keine Sorgen machen. Verfluchter Alkohol, denkt sie, weiß aber gleichzeitig, daß sie noch welchen braucht, wenn sie nachher ihren Samstagseinkauf erledigen will.

Vorsichtig, sich nach allen Seiten umblickend, holt sie die Bierdose aus der Tüte und öffnet sie. Das metallische Plopp beim Öffnen klingt entsetzlich laut. Wieder sieht sie sich vorsichtig um und trinkt dann schnell hinter vorgehaltener Hand. Das Bier ist kühl und frisch. Plötzlich ist ihr völlig egal, ob jemand sie beobachtet oder nicht. Es ist mein gutes Recht zu trinken, wenn mir danach ist, denkt sie, im Grunde geht es niemanden etwas an.

Sie fühlt sich jetzt viel besser und gießt sicherheitshalber schnell einen Magenschnaps hinterher – nur wegen der schnelleren Wirkung. Der einzige, der ein Recht hätte, sich zu sorgen oder aufzuregen, ist Pierre, sonst kann der ganzen Welt egal sein, was ich tue. Ihre Kinder, ihre Eltern – der Gedanke ist lästig, sie kann ihn schnell, sehr schnell beiseite schieben.

»Alkohol wirkt in erster Linie auf das Zentralnervensystem.

In kleinen Dosen bewirkt der Alkohol eine animierte Stimmung mit gesteigertem Rede- und Bewegungsdrang und erhöhtem Selbstgefühl. Dabei leidet das Auffassungsvermögen, im gleichen Maß steigt aber ein unreales Selbstwertgefühl...« Sie hatte diese Sätze auswendig gelernt, sie war informiert über ›Freund Alkohol‹. Im Moment hilft er nicht nur meinem Selbstwertgefühl, sondern vor allem mir auf die Beine, denkt sie mit einem bitteren Gefühl von Selbstironie. Eigentlich fühlt sie sich jetzt gut. Ihr Gesicht ist angenehm warm geworden. In sich spürt sie eine große Freude am Leben, eine Dankbarkeit der Schöpfung gegenüber, eine Klarheit für die Lösung vieler Probleme, die sie sonst oft vergebens sucht. Im Hinterkopf aber weiß sie genau: Dieses Hochgefühl und ihre physische Kraft werden nicht länger als ein bis zwei Stunden anhalten. Ja, wahrscheinlich wird sie schon nach einer Stunde wieder nachtrinken müssen.

Diesmal wird sie aufpassen. Ganz vorsichtig wird sie trinken. Immer nur so viel, wie ich brauche, denkt sie, um den Tag durchzustehen mit seinen Erledigungen. Mittags werde ich schlafen, damit ich wieder zu Kräften komme und keinen Alkohol mehr brauche. Und am Abend, wenn Pierre nach Hause kommt, werde ich nüchtern sein. Vielleicht gehen wir irgendwo in Schwabing einen Happen essen. Richtig in Schwung kommt sie bei dieser Tagesplanung. Und dann lasse ich die Finger von dem Zeug, verspricht sie sich. Ich werde es schon lernen, richtig damit umzugehen, andere können es schließlich auch.

Zuversichtlich, fast schwungvoll greift sie nach ihrer Tüte, nimmt den Hund an die Leine und geht ins Hotel zurück. Unterwegs wirft sie die leere Bierdose und die zwei leeren Magenschnapsfläschchen in einen Abfallkorb am Straßenrand. Die Plastiktüte muß sie noch irgendwie ins Appartement schmuggeln. Falls Pierre ihr schon im Flur begegnet, läßt sie die Tüte einfach im Flur hinter sich fallen. Er wird denken, der Zimmerservice habe dort schon etwas abgestellt. Pierre nimmt derlei Kleinigkeiten glücklicherweise kaum jemals wahr. Das erleichtert vieles. Doch Pierre kommt ihr nicht entgegen, und sie stellt die Tüte einfach vor die Tür des Nachbarappartements. Da sie weiß, daß sein Bewohner am Wochenende lange schläft, ist das völlig ungefährlich. Sie wird die Tüte später reinholen.

Was für ein wunderbarer Tag. Es wird warm werden. Normalerweise hätte sie sich in die Sonne gelegt, wie sie es fast jeden Morgen ein bis zwei Stunden lang tut, aber heute geht es leider nicht – Alkohol und Sonne vertragen sich nicht.

Frisch rasiert, mit glänzendem braunen Gesicht, knöpft Pierre gerade ein himmelblaues Hemd zu.

»Ich brauche wohl keine Krawatte«, grinst er, »heute ist kein Verkleidungszwang.«

Sie geht schnell an den winzigen Kühlschrank und trinkt einen Schluck Milch. Milch hilft gegen Alkoholatem, und sie weiß, daß Pierre sie zum Abschied küssen wird.

»Bitte, paß gut auf dich auf«, sagt er. Seine Stimme klingt besorgt. »Seit zwei Tagen gefällst du mir nicht richtig. Du solltest wirklich gar nichts trinken, Liebling. Das wissen wir beide.«

Sie findet seinen Tonfall jovial herablassend und wird sofort aggressiv.

»Du hast gestern abend wesentlich mehr getrunken als ich«, antwortet sie scharf. »Ich hab genau aufgepaßt.«

»Bist du sicher? Du bist doch schon um halb neun eingeschlafen.«

Er bleibt freundlich, fast gleichgültig, findet sie.

»Du hättest den Calvados neulich abends nicht trinken sollen. Wir hatten doch ausgemacht, daß du keine scharfen Sachen anrührst. Rob sagt, du hättest ganz schön zugeschlagen. Mir ist es gar nicht aufgefallen. Ich habe mich nur gewundert, daß du im Sessel eingeschlafen warst, als wir gehen wollten.« Jetzt steckt er seine Zigarren ein und lächelt aufmunternd. »Ich habe immer Angst, daß du wieder auf deinen Trip gehst, das verstehst du doch«, sagt er. Er steht vor ihr, um sie zum Abschied zu küssen. Sie hält ihm die Wange hin und atmet durch die Nase.

»Mach's gut«, sagt sie mit gequältem Lächeln. Er kann nicht wissen, welche Angst er in ihr ausgelöst hat.

Die Tür ist hinter ihm zugefallen, und in ihrem Kopf beginnt es zu arbeiten. Neulich abends – war es zwei oder drei Tage her? – hatten sie sich mit Freunden in einem Biergarten getroffen. Sie hatte zwei Weißbier getrunken. Pierre und sie hatten sich darauf geeinigt, daß ein Bier hin und wieder ihr sicher nicht schaden könne. Sie hatte sich auch schon einige Male bewiesen, daß sie durchaus aufhören kann, wenn sie bei Bier bleibt. Anschließend waren sie noch zu Freunden mitgegangen, um sich die Videocassette einer Sängerin anzusehen, die in Deutschland groß herausgebracht werden sollte. Selbstverständlich hatten Getränke auf dem Tisch gestanden. Die Stimmung war ausgelassen gewesen. Insgesamt waren sie sieben oder acht Leute gewesen, darunter der bekannte Bluessänger, der regelmäßig zuviel trank. Sie konnte sich daran erinnern, daß er sie in ein intensives Gespräch gezogen hatte. Dabei war es vor allem um die Machenschaften der Schallplattenindustrie gegangen, von denen sie kaum eine Ahnung hatte.

Und von hier an fehlt ihr jede Erinnerung. Auch jetzt weiß sie nicht ein bißchen mehr über die Schallplattenmafia als vor diesem Gespräch. Hatte sie mit ihm getrunken? Sie erinnert sich jetzt, daß sein Lieblingsgetränk Calvados ist. Sicher hatte er ihr davon angeboten. Und sie hatte getrunken, ohne die geringste Erinnerung daran zu haben. Rob hatte sie beobachtet und als guter Freund, der er war, hatte er sich Sorgen gemacht. Pierre hatte ihm gegenüber einmal angedeutet, daß Alkohol ihr Problem sei. Nein, er hatte sich ganz anders ausgedrückt. Er hatte gesagt: »Helen hat sich entschlossen, nie mehr zu trinken.« Das hatte so dramatisch geklungen, daß sie Mühe gehabt hatte, ihre Wut zu verbergen. Sie hielt es für Geheimnisverrat, für eine Art Preisgabe. Auch jetzt wieder spürt sie wütende Enttäuschung über Pierre. Entschlossen öffnet sie ein Bier und trinkt in schnellen Zügen aus der Dose. Angenehm erfrischend rinnt das Bier durch ihre Kehle, um sich im Körper in tröstende Wärme zu verwandeln. Sie nimmt den Faden wieder auf, jetzt schon ruhiger.

Also gut, wahrscheinlich hatte sie wirklich Calvados und zuviel erwischt. Tatsächlich war es die einzige Erklärung für ihren unruhigen, kurzen Schlaf, ihre Angstzustände am nächsten Morgen und ihr zwanghaftes Weitertrinken. Stück für Stück gelang es ihr, den Abend zu rekonstruieren. Richtig, Pierre hatte sich entschuldigt für ihr Schlafen. Aber es war gar nicht weiter aufgefallen. Sie hatte niemanden gestört, alle waren ziemlich aufgedreht gewesen. Und jetzt weiß sie wieder, daß sie nachts hier im Appartement erleichtert festgestellt hatte, daß noch Bier im Kühlschrank gewesen war.

Als Pierre eingeschlafen war, hatte sie am Fenster gehockt, auf den Betonplatten-Hotelhof gesehen und Bier getrunken. Es mußte etwa zwei Uhr morgens gewesen sein. Ihr fehlte nur die Calvados-Passage – und zwar völlig. Ja, und dann war sie langsam, aber unaufhaltsam hineingerutscht in eine ihre Trinkphasen. Angst und Trinkzwang bestimmten seitdem ihre Tage. Waren es zwei oder drei gewesen? Sie weiß es nicht, ist aber sicher, daß sie den Absprung heute schaffen wird.

Also gut, dann habe ich eben Calvados getrunken, die Katastrophe ist zwar passiert, aber diesmal kriege ich es in den Griff. Diesmal werde ich nicht bis zum körperlichen Zusammenbruch trinken. Immer noch glaube ich, daß das Ganze Willenssache ist. Es liegt an meiner Planung, ich muß es einfach geschickter planen. Schnell noch einen Schnaps, und dann bin ich in Form für die Besorgungen. Ich muß vor allem normal aussehen in dem kleinen Laden an der Münchner Freiheit. Die Leute dort kennen mich, denen fällt auf, wenn ich angetrunken bin. Und nur nicht zuviel reden. Den Mund halten, das ist ganz wichtig. Ich werde immer so gottverdammt redselig, wenn ich etwas getrunken habe.

»Alkohol bewirkt eine animierte Stimmung mit gesteigertem Rede- und Bewegungsdrang.« Stimmt genau, denkt sie und lacht leise auf, der Autor hat völlig recht, vor allem mit der animierten Stimmung.

Sie geht ins Badezimmer. Wie immer hat Pierre vergessen, das Fenster zu öffnen. Mit einem Handtuch wischt sie das Glas blank und bringt ihr Gesicht ganz nah an den Spiegel. Die Haut unter den Augen ist straff gespannt, wie immer, wenn sie müde ist. Nicht etwa verquollen wie bei Trinkern. Die Sonnenbräune gibt ihr ein halbwegs gesundes Aussehen. Das Haar fällt noch gut, sie hat es gestern gewaschen. Ein bißchen zu gelb, denkt sie kritisch. Das macht die Sommersonne. Ich bin doch o.k., niemand sieht mir an, was los ist. Mir geht es im Moment nicht schlecht, selbst Pierre hat nichts gemerkt. Und doch sitzt in ihrem Hinterkopf schon eine Spur Furcht, schiebt sich über ihr Spiegelbild ein anderes Gesicht. Ein Gesicht, das sich aus schmerzenden, geröteten Augen angstvoll mustert, das ihr merkwürdig konturlos erscheint und ungesund rotfleckig ist. Trockene Lippen über Zähnen, die viel zu groß für dieses Gesicht geworden sind, und unruhige Hände, die immer wieder die Ponyhaare ordnen.

Energisch schüttelt sie den Kopf und greift zur Zahnbürste. Ein bißchen Lippenstift anschließend, und sie ist fertig. Für alle Fälle trinke ich doch noch schnell einen Schnaps, denkt sie. Was ist schon groß dabei? Zwei kleine Dosen Bier und drei Magenschnäpse – andere Leute fangen jeden Tag so an.

Liebevoll streicht sie dem Hund über das Fell, nimmt die Einkaufstasche, den Appartementschlüssel – Gott sei Dank haben wir einen direkten Ausgang zur Straße, und ich brauche nicht ständig an der Rezeption vorbei, fährt es ihr durch den Kopf – und schließt die Tür sorgfältig hinter sich ab.

Ein Augusttag, ein Sommertag wie er selbst in München nicht alltäglich ist. Der Himmel macht Werbung für Bayerisch-Blau. Keine Wolke, nicht einmal ein Wattebäuschchen am Himmel. Sie hätte die Sonnenbrille aufsetzen sollen, ihre Augen sind müde. An den Tischen vor dem Café an der Münchner Freiheit sitzen schon wieder Frückstücksgäste. Ein ganz milder, kaum fühlbarer Hauch fächelt ihnen den letzten Schlaf aus den Augenwinkeln. Braungebrannte Beine in kurzen weißen Shorts. Sandalen, verwaschene Jeans, helle Blusen und viel braune Haut in großzügig bemessenen Dekolletés. All das unter bunten Sonnenschirmen ist eine Freude, ein lautes Ja zum Leben.

Sie registriert Farben und Menschen, und doch fehlt ihr die Beziehung zu ihnen. Sie würde sich gern dazusetzen, mit irgendwem ein Gespräch anfangen, weiß aber, das ist unmöglich, weil sie selbst jetzt noch zu schüchtern ist. Vielleicht riecht sie auch schon nach Alkohol? Ein wenig beneidet sie die Menschen an ihren Tischen in der Sonne. Sie fühlt sich ausgeschlossen, und das bedrückt sie.

Vor zehn Jahren, erinnert sie sich, hat sie hier mit Pierre gesessen. Verliebt und voller Vertrauen in eine gemeinsame Zukunft. An dem Morgen war Föhn, und der für sie ungewohnte Fallwind hatte sie förmlich berauscht. Sie war in Hochstimmung gewesen. Morgens nach dem Aufwachen hatten sie sich in ihrem sehr mittelmäßigen Hotelzimmer geliebt. Und auf ihre Frage, was bloß mit ihr los sei, sie fühle sich so angenehm beschwipst, hatte Pierre gelacht: »Das ist der vielbeschimpfte Föhn, mein Liebling.«

Bildet sie sich das nur ein, oder sieht die ältere Verkäuferin sie heute morgen besonders kritisch an? Sollte sie tatsächlich nach Alkohol riechen? Eigentlich müßten die hier in Schwabing ja einiges gewöhnt sein, denkt sie, achtet aber darauf, niemandem zu nahe zu kommen. Sie legt zwei Weinflaschen in den Korb, weil Pierre natürlich seinen Rotwein haben muß, kauft Dosenfutter für Rocco, etwas Aufschnitt, Mineralwasser, Milch und packt dann schnell entschlossen drei Dreierpackungen Bier und drei Packungen Fernet-Branca dazu. »Wir haben niemals scharfe Sachen im Haus«, hört sie im Geist Pierre irgendwem erklären. Der gute Pierre, denkt sie gerührt. Er meint es so gut und macht alles falsch. Fast fühlt sie mütterlich für ihn und seine zum Scheitern verurteilten Versuche, ihr zu helfen.

Es ist beruhigend, das alles zu bezahlen und anschließend zu besitzen. Und die Verkäuferin beobachtet sie doch anders als sonst, sie merkt es ganz genau. Die kennen ihre Pappenheimer, das kann man sich ja vorstellen. Schließlich lungern genug Pennbrüder in Schwabing rum, die sich oft stündlich neu versorgen müssen. Sie spürt so etwas wie ein mitleidiges Verstehen für diese Ausgeflippten. In ihrem ängstlichen Innersten stehen sie ihr gerade jetzt näher als die im Sonnenlicht Frühstückenden. Ich bin verrückt, ruft sie sich zur Ordnung, ich muß auf meine Gedanken besser aufpassen! Aber Mitleid empfinde ich schon mit ihnen. Wahrscheinlich sind viele dieser armen Schweine abhängig und kommen einfach nicht mehr raus aus dem Dilemma.

Über Abhängigkeit weiß sie seit einigen Monaten eine ganze Menge. Sie denkt kurz an Heidi aus der Selbsthilfegruppe, in die sie hier in München jede Woche gegangen ist. Kurz erwägt sie, Heidi anzurufen, ihre Telefonnummer hat sie im Hotel. Doch sofort verwirft sie den Gedanken wieder. Ich pack' das schon allein! Heute kann ich mir endgültig beweisen, daß ich nicht zu ihnen gehöre. Ich bin nicht abhängig, noch nicht. Vielleicht, ja sicher bin ich alkoholgefährdet, ja, ich glaube sogar, daß ich stark gefährdet bin. Aber nicht abhängig!

Während sie zum Hotel zurückgeht, sieht sie die Männer und Frauen aus der Gruppe vor sich. Wie die alle von einer höheren Macht reden, jeder scheint ständig seinen ganz persönlichen Gott zu bemühen. Manchmal hat sie das Gefühl, daß sie gar nicht versteht, wovon eigentlich die Rede ist. Dabei geht es ganz handfest um Alkoholismus. In manchmal beinahe selbstzerstörerischer Art klagen sich Gruppenmitglieder an, erzählen aus ihrer Vergangenheit, der ›Saufzeit‹, wie sie sie oft nennen, und bemühen sich, wiedergutzumachen.

Das letztemal wäre sie am liebsten aufgestanden und hätte den armen Süchtigen eine kleine Rede gehalten. Etwa so: Gut, ihr seid krank, aber deshalb müßt ihr doch nicht Begriffe wie Demut im Mund führen, und nicht eine höhere Macht hat euch gerettet, sondern ihr habt euch entschlossen, mit dem Trinken aufzuhören. Hört doch um Himmels willen auf, immer denselben Unsinn zu reden!

Aber sie hatte natürlich den Mund gehalten und die zwei

Stunden brav abgesessen. Von einigen hat sie den Eindruck, daß sie ihre Alkoholabhängigkeit regelrecht kultivieren und ständig mit ihrer Sensibilität, diesem zarten Pflänzchen, kokettieren.

Der Hund führt den üblichen Freudentanz auf, als sie zurückkommt. Zuerst verstaut sie ihr Bier im Kühlschrank. Eigentlich könnte sie noch einen Schluck trinken. Während der Hund seinen Kopf in die Tasche steckt und nach Leckerem für sich stöbert, sitzt sie vor dem Kühlschrank auf dem Boden und trinkt in langen, ruhigen Zügen die dritte Dose Bier leer.

Natürlich wäre es viel schicker, wenn ich mir einen morgendlichen Rausch mit Champagner verschaffen würde, denkt sie ironisch. Aber erstens ist Champagner zu teuer, und zweitens mag ich ihn gar nicht. Es ist nur so verdammt gewöhnlich, Bier und Schnaps zu trinken. Ich trinke diese Mischung ja auch nicht wegen des Geschmacks, mir geht es um die Wirkung. Schmecken tut das Zeug nicht. Wenn der Durst gelöscht ist, kann ich die viele Flüssigkeit nur mit Hilfe der Magenschnäpse im Magen halten. Mit ruhiger Hand öffnet sie noch ein Minifläschchen Fernet und trinkt es hinterher.

Warum trinke ich jetzt weiter? denkt sie irritiert. Ich muß doch jetzt nicht trinken. Die Angst ist weg. Es geht mir im Moment sogar gut. Na, schaden kann der Schnaps auch nicht, und ich könnte mich sogar noch ein wenig besser fühlen. Nachher lege ich mich hin, und wenn ich ausgeschlafen habe, spielen meine Nerven auch ohne Stoff wieder mit.

Als sie am Boden sitzend noch eine weitere Dose Bier öffnet, spürt sie, daß sie betrunken wird. Langsam zieht sich ihr Gehirn einen Schleier über sein Funktionieren. Sie selbst registriert eine gewisse Unschärfe, schüttelt leicht den Kopf, fühlt sich aber nicht unwohl. Um so besser werde ich nachher schlafen, denkt sie. Für das Zimmermädchen sollte ich das »Bitte nicht stören«-Schild raushängen. Die muß mich heute nicht sehen.

Unsicher geht sie im Raum hin und her, überlegt, ob sie telefonieren will. *Alkohol animiert,* denkt sie verschwommen.

Wen könnte ich mal anrufen? Agnes vielleicht? Aber nein, die merkt sofort an meiner Stimme, daß ich getrunken habe.

Automatisch schrauben ihre Finger eines der kleinen Fläschchen auf. Es ist so entsetzlich gewöhnlich, denkt sie unscharf, so ganz und gar nicht attraktiv. In der Literatur trinken die Leute alle viel bildhafter, irgendwie dekorativer oder zumindest tragischer. Gut, sie sind Negativhelden, aber doch wenigstens Helden. Ich bin ein Niemand, ein trinkendes Niemand. Keine elegante Bar, kein Cocktailkleid, nichts, das man gern beschreiben oder inszenieren würde. Keine leidenschaftliche, unglücklich endende Affäre, kein verkanntes Genie, nicht einmal eine unheilbare Krankheit. Nein, ganz einfach eine Frau in mittleren Jahren, die in ihrem Hotelappartement mit einem netten Hund allein ist und ganz ordinäres Bier und Magenschnäpse trinkt. Kein Bild zum Vorzeigen, Hausfrauensuff, Einsamkeitssuff nennt man das wohl. Von irgendwoher kommt noch der Versuch einer Meldung: Genau das war nicht geplant, betrinken wolltest du dich auf gar keinen Fall – nur diesen Tag wolltest du gut durchstehen...

Sie sitzt am Boden, krault den Hund hinter den Ohren und starrt auf den Betonhof. Unsicher sammelt sie nach einer Weile die geleerten Dosen und Fläschchen ein und wirft sie in einen Plastikbeutel hinter dem Mülleimer. Keine Spuren hinterlassen, denkt sie, niemand darf etwas bemerken. Sie spürt kaum noch, daß sie mit Kopf und Schulter gegen den Türrahmen schlägt. Langsam gleitet ihr Körper in der Türöffnung zu Boden.

Der Hund springt auf und läuft zu Helen hin, schnuppert an ihren Haaren, an ihrem Gesicht, wimmert leise und legt sich dann dicht neben den reglosen Körper. Die Sonne wandert Zentimeter um Zentimeter über den Teppich auf die wie bewußtlos Daliegende zu. Gegen dreizehn Uhr liegt der schmale Lichtstreifen auf ihrem Haar, eine halbe Stunde später hat er ihr Gesicht passiert. Der Hund reagiert mit wütendem Gebell, als jemand vor der Tür stehenbleibt, dann aber langsam weitergeht. Helen ist nicht mehr dazugekommen, das Schild »Bitte nicht stören« rauszuhängen, aber die Zimmermädchen haben fast alle Angst vor Rocco. »Sei still, Rocco«, murmelt Helen undeutlich im Halbschlaf, »hör doch auf.« Glücklich springt das Tier um sie herum. Stupst sie mit seiner Nase ins Gesicht, leckt ihre Hände. Langsam kommt sie zu sich.

Gleichgültig, mit leeren Augen sieht sie sich um. Ihr Kopf schmerzt, die Zunge fühlt sich an wie dickes Sandpapier, ihre Kehle ist ausgedörrt. Auf allen vieren kriecht sie zum Kühlschrank und tastet seufzend nach einer der kleinen Lebenskraft spendenden Dosen. Der Hund muß raus, ich muß unbedingt auf die Beine kommen, denkt sie. Gleichzeitig weiß sie, daß sie nur mit neuem Stoff auf die Beine kommt. Wie gern würde sie sich ins Bett legen, die Decke übers Gesicht ziehen, die Sonne draußen vergessen, den Hund Hund sein lassen, Pierre für einige Tage zum Mond schicken und einfach allein sein, wieder klarsehen lernen, wieder zu Kräften kommen. Voller Schaudern denkt sie an den Spaziergang im Sonnenlicht, der ihr jetzt bevorsteht. Sie muß raus, und niemand soll merken, wie sie sich fühlt. Wieder vertraut sie auf die Droge Alkohol. Ohne die kommt sie hier nicht raus.

Das gleiche Ritual wie am Morgen: Bier, Schnaps und wieder Bier. Nach einer guten halben Stunde steht sie wieder vor dem Spiegel. Mit zusammengekniffenen Augen mustert sie sich. Einmal wird sie es noch schaffen. Hier und dort muß ein bißchen restauriert, das Bild für andere kaschiert und, wie sie hofft, einiges für sie selbst bereits Sichtbare unsichtbar gemacht werden.

Sie schafft es noch einmal. Rocco springt durch den Park. Sie hat sich einen schattigen Platz gesucht und sieht ihm freudlos zu. Die Menschen um sie her lassen sie ihre Ausgeschlossenheit noch deutlicher empfinden. Jeder scheint fröhlich und sorglos. Niemand lebt wie sie unter dem Druck der Angst, niemand scheint auf eine Droge angewiesen, allen scheint dieser Tag genug Glück zu sein.

Ich bin allein, denkt Helen, nie war ein Mensch so allein wie ich. Niemandem kann ich sagen, wie ich mich fühle, niemand würde es verstehen können. Wieder fällt ihr Heidi ein. Sie könnte sie anrufen. Aber sie verwirft den Gedanken sofort wieder. Alles, was Heidi sagen würde, wäre: »Laß die Flasche stehen.« Und genau das kann sie nicht. Sie muß noch ein paar Stunden, wenigstens bis heute abend funktionieren. Wenigstens vor Pierre will sie ihren Zustand verbergen, für ihn muß sie normal wirken. Vielleicht kann sie sich einfach hinlegen, wenn er kommt, und sagen, daß sie sich krank fühlt. Ja, das könnte die Lösung sein. Sie merkt gar nicht, wie unrealistisch ihre Selbsteinschätzung ist.

Als sie ins Hotel zurückkommt, braucht sie schon wieder einen Schluck. Die Angst vor dem Unbenennbaren und die reale Angst vor Pierre nehmen zu, also muß sie etwas dagegen tun. Gegen siebzehn Uhr fühlt sie sich wieder recht gut, macht dem Hund das Futter zurecht und belegt ein paar Brote für Pierre. So – das hat sie jedenfalls geschafft. Fast ist sie ein wenig stolz auf sich. Das soll ihr erst einmal jemand nachmachen. Zum zweitenmal heute hat sie Angst und Schwäche erfolgreich niedergetrunken. Und sie rutscht, ohne es zu merken, in die nächste Trinkphase hinein.

Als sie aufwacht, liegt sie im Bett. Der Raum ist dunkel. Sie spürt, daß sie allein ist. Die Vorhänge zum Hof sind einen Spaltbreit offen. Ganz so, wie sie es immer macht, um ein wenig Licht im Raum zu haben. Sie haßt totale Dunkelheit. Wie ist sie ins Bett gekommen? »Rocco«, ruft sie leise. Nichts rührt sich. Der Hund ist also auch nicht da. Jeder Muskel schmerzt, als sie sich erheben will. Wieviel Uhr ist es? Sie tastet nach der Uhr auf der Konsole über ihrem Kopf. Es ist halb zehn. Wo ist Pierre? Sie hat nicht bemerkt, daß er weggegangen ist. Wann ist er eigentlich nach Hause gekommen? War er überhaupt schon hier? Der Teller mit den Broten ist leer. Daneben stehen zwei leere Bierdosen und ein benutztes Glas. Das muß Pierre gewesen sein, fährt es ihr durch den Kopf. Ich habe kein Glas benutzt. Mein Gott, wo ist er? Was weiß er? Bestimmt hat er etwas gemerkt. Sie spürt, wie sie vor Angst zittert, Tränen laufen über ihr Gesicht. Der Kühlschrank ist bis auf Milch und Mineralwasser leer.

Jetzt macht sich Entsetzen in ihr breit. Irgendwo muß doch etwas zu trinken sein. Mit zitternden Händen sucht sie alle Schränke ab. Nichts. Das ist doch nicht möglich, unvorstellbar, daß sie nicht für einen kleinen Vorrat gesorgt hat. Pierre, denkt sie voller Haß. Er hat einfach alles ausgegossen. Ihm ist völlig gleichgültig, ob ich hier krepiere. Er ist einfach nicht da. Nicht einmal den Hund hat er mir gelassen. Wieder sucht sie alle Schränke durch. Nichts – absolut nichts! Weinend schlägt sie die Hände vor das Gesicht, sie kann die Angst nicht mehr niederkämpfen. Ihr Magen krampft sich zusammen, und sie stürzt ins Bad, um zu würgen.

Nachdem sie den Mund ausgespült hat, ganz mechanisch, macht sie Licht im Bad. Sie sieht nicht in den Spiegel, dazu fehlt ihr die Kraft. Das bißchen Kraft, das ihr geblieben ist, muß gezielt eingesetzt werden. Sofort! Jetzt erst stellt sie fest, daß sie halb ausgekleidet ist. Mit fahrigen Bewegungen zieht sie ein Sweatshirt über den Kopf, steigt mit zittrigen, schwachen Beinen in Jeans, streicht flüchtig über ihr Haar und geht zum Telefon. Sie kann nur hoffen, daß Pierre noch eine Weile wegbleibt. Wahrscheinlich ist er in seiner Schwabinger Stammkneipe. Sie will gar nicht darüber nachdenken, was sich hier vorhin abgespielt haben mag. Sicher ist, daß er zu Hause war, das reicht. Sie sucht verzweifelt zwischen den Haustelefonnummern. Ah da, der Roomservice.

»Vier doppelte Whisky, bitte«, bestellt sie mit bemüht fester Stimme. Sie nennt die Appartementnummer. Es ist mein gutes Recht, mir etwas aufs Zimmer zu bestellen, beschwichtigt sie sich selbst. Schnell das Klappbett wieder hochgeklappt. Ob Pierre es für sie aufgemacht hat?

Es klingelt. Ein junger Ober mit dunklen, freundlichen Augen steht vor der Tür. »Hier bitte«, sagt sie, um einen Rest Haltung bemüht. »Stellen Sie es einfach auf den Tisch.« Seine Augen sind nicht mehr freundlich, sondern überrascht. Sicher hat er Gäste im Appartement erwartet. Sie schiebt ihm etwas Kleingeld in die Hand und macht die Tür hinter ihm zu.

Erschöpft lehnt sie sich mit dem Rücken gegen die Tür und

atmet tief durch. Geschafft, ich hab's geschafft! denkt sie triumphierend. Ihr ist, als habe ihr jemand das Leben gerettet, als sie die Gläser mit dem bräunlichen Inhalt auf dem silbernen Tablett stehen sieht. Vorsichtig nimmt sie ein Glas an die Lippen, schließt die Augen und trinkt. Der ungewohnte Whisky brennt auf der Zunge. Wie bin ich bloß auf Whisky gekommen, wundert sie sich über sich selbst. Wie, um alles in der Welt, komme ich auf Whisky? Die Bestellung sollte möglichst echt aussehen, wahrscheinlich deshalb. Es wäre doch durchaus möglich, daß wir um diese Zeit noch Gäste erwarten, oder? In Hotels passieren doch täglich ungewöhnliche Dinge.

O mein Gott, ich bin noch lange nicht tot, denkt sie dankbar, hält das Glas mit beiden Händen und trinkt noch einen Schluck. Sie wird ruhiger und setzt sich einen Moment auf die Sesselkante. Gut, es hat also nicht geklappt. Ich muß davon ausgehen, daß Pierre etwas gemerkt hat. Nicht mehr zu ändern, jetzt muß ich es eben besser machen. Fieberhaft überlegt sie: Wenn ich den Whisky im Schrank verstecke, findet er ihn sofort. Da sucht er zuerst. Ich stelle ihn einfach auf den Fußboden neben die Heizung, unter die Garderobe im Flur.

Zufrieden mit sich trägt sie die Gläser in den kleinen Flur und stellt sie nebeneinander an die Wand. Kaum zu sehen, schon gar nicht, wenn man im Flur kein Licht macht. Und das tut Pierre nie. Wer sagt denn hier, daß mein Kopf nicht mehr richtig arbeitet? Fast fühlt sie Stolz in sich aufkommen. Ihr Magen tut auch wieder seinen normalen Dienst. Wenn ich jetzt schlafe, dann ist morgen alles in Ordnung, beruhigt sie sich. Der Whisky ist nur für den Notfall, nur für alle Fälle. Ich kann mir einfach nicht erlauben, hier vor Angst laut zu schreien und aufzufallen. Ich sichere mich ja nur gegen eine mögliche Panik.

Sie trinkt ihr Glas leer, nimmt das silberne Serviertablett und schiebt es hinter die Heizung im Flur. Wunderbar, einfach prima habe ich das gemacht! Sie zieht ihre Kleider aus, klappt das Bett wieder herunter und schlüpft unter die Bettdecke. Jetzt schlafe ich bis morgen früh, und dann ist alles gut. Sicher brauche ich den restlichen Whisky gar nicht und kann ihn weggießen. Alles kommt wieder in Ordnung. Ich muß einen Kontrollverlust gehabt haben. Das Wort Kontrollverlust klingt so sachlich, so professionell, daß es sie beruhigt. Sie fühlt sich geborgen. Die versteckten Gläser geben ihr Ruhe und Sicherheit. Eigentlich könnte Pierre jetzt kommen. Zu dumm, daß ich mich nicht erinnern kann, was gewesen ist. Das ist das Schlimmste, denkt sie voller Selbstmitleid, daß einem die Erinnerung fehlt und man sich alles in die Schuhe schieben lassen muß. Eigentlich könnte ich noch einen ganz kleinen Schluck vertragen. Nicht etwa, daß ich trinken muß, nein, ich habe einfach noch einen kleinen Schluck verdient. Meldet sich in ihrem Hinterkopf eine warnende Stimme? In keinem Fall ist sie laut genug, um sie aufzuhalten.

Mit erstaunlichem Schwung stellt sie noch einmal die Beine auf die Erde, geht barfuß zu den versteckten Gläsern und trinkt einen großen Schluck. Komisch, jetzt brennt der Whisky schon gar nicht mehr im Mund. Alles Übungssache, denkt sie amüsiert. Sie nimmt noch einen Schluck und stellt das leere Glas auf seinen Platz zurück. Bleiben mir noch zwei, überlegt sie, die müssen reichen, falls ich morgen früh noch weitertrinken muß. Sie denkt wirklich trinken *muß*, nicht etwa trinken *will*. Aber es beunruhigt sie jetzt, während der Whisky ihr verstörtes Inneres wärmt, nicht im geringsten. Nur die Sorge um Stoff ist beunruhigend, sie dominiert alles. Aber da sind ja noch zwei Gläser, was kann ihr schon passieren.

Sie muß aufstoßen und schmeckt den scharfen Alkohol auf der Zunge. Ein gutes, positives Gefühl füllt sie ganz aus. Sie wird schon alles wieder in Ordnung bringen. Man soll sie nur lassen, sie macht das schon. Sie muß nur richtig ausschlafen. Bedächtig klettert sie wieder ins Bett und macht die Bettlampe über ihrem Kopf aus. Als sie sich auf die Seite dreht, spürt sie dieses wunderbar wärmende Gefühl im Magen, eine kleine private Wärmequelle. Alles wird gut, murmelt sie, alles wird gut, ich weiß es.

Pierre

Eigentlich war es vorauszusehen. In den letzten Monaten hat es jedesmal so angefangen. Ihr Blick heute morgen war so ganz anders. Sie sah irgendwie an mir vorbei oder durch mich hindurch.

Hätte ich etwas sagen sollen? Es hätte doch nichts geändert. Wenn sie auf diesen Trip geht, kommt niemand mehr an sie heran. Ich hätte sie neulich abends bei Wolfgang nicht aus den Augen lassen dürfen. Aber man kann doch nicht immer aufpassen! Warum soll immer ich mich verantwortlich fühlen? Helen ist doch kein Kind mehr. Und in den ganzen Wochen hier in München ist es ja auch gutgegangen. Diese Selbsthilfegruppe, in die sie regelmäßig geht, schien ihr so gut zu tun. Mein Gott, ich habe schließlich auch noch andere Dinge im Kopf! Allein die Probleme mit den Musiken, die wieder mal keine Sau richtig besorgt hat. Ein Termin für die Endabnahme eines Films ist leicht gemacht, aber darüber, wie man ihn einhalten kann, macht sich kein Mensch Gedanken. Der Regisseur wird letzten Endes sowieso für alles verantwortlich gemacht. Und der sollte mal aufmucken, dann wird beim nächsten Projekt einfach ein anderer engagiert. In München wimmelt es nur so von Arbeitslosen der Film- und Fernsehbranche. Sie hängen auf dem Bavaria-Gelände oder in der Kantine rum, einfach, um wenigstens mal gesehen zu werden. Seitdem die Fernsehbeamten die Macht endgültig übernommen haben, hat sich viel geändert. Jetzt heißt es, sich mit ihnen arrangieren, Bücklinge machen, nach dem Munde reden, sich immer wieder neu anpassen. Samstags- und Sonntagsarbeit wird langsam zur Selbstverständlichkeit. Was mich angeht, stört mich das nicht, ich gehöre zu den glücklichen Verrückten, für die der Beruf auch das einzige Hobby ist.

Aber heute wäre ich gern bei Helen geblieben. Sie war so blaß unter ihrer Bräune. Natürlich hätte sie diesen verdammten Calvados niemals trinken dürfen. Sie ist einfach unberechenbar. Wie oft hat sie mir schon versprochen, nichts Scharfes mehr anzufassen. Warum nimmt sie nicht ein bißchen Rücksicht auf mich? Sie weiß doch, daß sie mich mit diesen Trinkexzessen wahnsinnig macht. Unmöglich macht sie mich, und ich brauche meinen Kopf für Wichtigeres. Daß sie das nicht begreift!

Am Schneidetisch lief die Arbeit mit Marga gut. Ein richtiger Kumpel, diese Marga. Immer gut gelaunt und schnelle, sichere Hände, ein Profi eben. Aber im Hinterkopf dauernd dieses Unbehagen beim Gedanken an Helen: Was sie wohl macht? Hoffentlich baut sie keinen Mist. Als ich vorhin in unser Appartement kam, übertraf die Wirklichkeit meine düstersten Ahnungen. Da lag sie am Boden, ein hilfloses Paket Fleisch und Knochen, vor allem Knochen. Sie hat sicher schon wieder abgenommen. Der Hund, der mich fröhlich begrüßte, dann an ihr schnupperte und mich ratlos ansah, konnte mich nicht aufheitern.

Ich weiß nicht, ob ich sie hassen soll für das, was sie mir immer wieder antut. Als ich sie aus den Jeans pellte, murmelte sie undeutlich meinen Namen. Auf einem Teller hatte sie mir einige Brote fertiggemacht. Wenigstens daran hat sie gedacht. Im Kühlschrank ist noch genau ein Bier. Wahrscheinlich hat sie es übersehen oder ist in diese Mischung aus Bewußtlosigkeit und Schlaf gefallen, bevor sie auch das noch trinken konnte.

Ich habe das Bett aufgeklappt und sie hineingelegt. Was kann ich mehr tun? Manchmal denke ich, es wäre gar nicht so schlimm, wenn sie nie mehr aufwachen würde. Todesursache: Alkoholvergiftung. Klingt nicht gerade mitleiderweckend, oder? Vielleicht hätte ich einen Arzt rufen sollen? Ich weiß es wirklich nicht. Bis jetzt ist sie noch immer wieder von allein auf die Beine gekommen. Wer säuft, muß auch die Konsequenzen tragen! Ein Arzt in einer solchen Situation, und man ist für alle

Zeiten blamiert. Ich weiß einfach nicht mehr, was ich für sie empfinden soll, sie macht es mir so schwer. So bin ich schließlich hier in unsere Stammkneipe und hab' den Hund mitgenommen, den armen Kerl. Sie liebt uns eben nicht, Rocco, sonst würde sie ein bißchen mehr an uns denken. Hier trifft man Gott sei Dank immer ein paar Leute, die einen ablenken – wenigstens vorübergehend. Ich komme eigentlich bei vielen ganz gut an. Es scheinen, rein beruflich gesehen, allerdings immer die Falschen, die weniger Einflußreichen der Branche zu sein, sonst müßte ich ständig ausgebucht sein. Naja, damit kann ich leben.

Ein gepflegtes Bier gibt's in diesem Laden. Im Moment die einzige Möglichkeit für mich, etwas Entspannung zu finden.

Gegen Mitternacht komme ich in unser Appartement zurück. Ich hätte das Fenster vorhin öffnen sollen. Die Luft im Raum ist verbraucht. Ich klappe das Oberlicht auf und setze mich dann zu Helen aufs Bett, um sie zu betrachten. Sie schläft, wie mir scheint, ruhig und entspannt. Ihr Gesicht ist gerötet, eine ungesunde Röte, und ihr Atem riecht stark nach Alkohol. Nicht angenehm. Gut, daß ich sie nicht küssen muß. Ich bin todmüde und spüre das Gewicht jedes einzelnen Knochens.

Katja

Die kleine Mutter hat also wieder Mist gebaut. Sie kriegt das auch nicht allein hin. Schon vor einem halben Jahr habe ich ihr immer wieder gesagt: »Mach eine Gesprächstherapie, mit dir stimmt eine ganze Menge nicht.«

»Ja, du hast ja recht«, verspricht sie mir dann, und es bleibt doch alles beim alten. Ich bin überzeugt, daß sie nicht trinken will. Oder sich jedenfalls nicht betrinken will, aber es klappt eben einfach nicht. Ich habe mit Brigitte über Helen gesprochen, sie studiert schließlich im fünften Semester Psychologie und macht gerade selbst so eine Art Selbsterfahrungs-Therapie. »Man muß lernen, die Dinge zuzulassen, auch den Schmerz«, hat sie gemeint, »wer weiß, was deine Mutter schon alles weg- und zugetrunken hat.« Naja, einige schwere Brocken schleppt sie mit sich rum, das ist klar. Aber seit sie zu den AA's geht, fühlt sie sich doch besser, den Eindruck hatte ich wenigstens.

Als Pierre mich heute morgen gebeten hat zu kommen, habe ich nicht gezögert. Warum soll ich nicht nach München fahren, ich hab' ja Semesterferien. Irgend etwas wollte ich sowieso unternehmen. Ich hab' gleich gepackt und ein Taxi zum Bahnhof genommen. Hamburg – München, eine endlose Bahnfahrt. Und die zwei alten Frauen mir gegenüber versprechen auch nicht gerade Abwechslung. Na, nicht tragisch, ich hänge sowieso gern meinen Gedanken nach. Träumen nannte mein Vater das früher liebevoll mahnend. Seine Frau dagegen nannte es trödeln. Von beidem ist es ein bißchen. Träumend trödeln oder trödelnd träumen klingt nicht einmal schlecht.

Eigentlich habe ich das mit Helen die ganze Zeit schon kommen sehen. Noch vor einigen Wochen habe ich am Telefon zu Pierre gesagt, daß auch er sich einmal ernsthaft mit diesem verdammten Alkoholproblem befassen muß.

»Wieso ich?« Seine Stimme hat ganz empört geklungen, »es ist doch wohl ihr Problem. Sie ist die Alkoholikerin! Ich trinke zwar gern, kann aber rechtzeitig aufhören.«

»Wenn du sie liebst, wie du immer wieder sagst, ist es auch dein Problem. Ich weiß aber von Helen, daß du noch nicht einmal einen Blick in all ihr Informationsmaterial, das sie in der Gruppe bekommen hat, geworfen hast. Ich habe deutlich gemerkt, daß sie das verletzt, obwohl sie es nicht ausdrücklich gesagt hat.«

»Mein Gott, ich habe doch wohl an genug anderes zu denken. Verlangen du und deine Mutter wirklich von mir, daß ich mir den Kopf mit Ergüssen über Alkoholismus fülle?«

»Ich meine nur, daß ihre Krankheit dich etwas angeht, denn daß es eine Krankheit ist, hast du doch auch begriffen.«

»Krankheit, Krankheit«, hat er geschimpft, »ich weiß nur, daß sie mir das Leben zur Hölle macht!«

Eine der beiden alten Frauen pult gerade umständlich an einem Ei herum. Ihren riesigen, schwarzverpackten Busen hat sie schon mit Schalensplitterchen bestreut. Mit ihren viel zu weißen Prothesenzähnen versucht sie jetzt, säuberlich abzubeißen, und krümelt sich hartes Eigelb zu den Schalenresten. Sie legt sich ein regelrechtes Puzzle auf ihrem Busen an. Ich sehe aus dem Fenster. Draußen knallt die Sonne vom Himmel, und der kränkelnde deutsche Wald zieht vorbei. Die Grünen haben schon recht, daß sie das Thema zum Dauerbrenner gemacht haben. Mindestens noch sechs Stunden Fahrt. Eigentlich bin ich ganz froh, daß diese Reise mir die Möglichkeit gibt, mal zu Manfred auf Distanz zu gehen. Die ganze Manfred-Affäre fängt an, mir Sorgen zu machen. Es war wahrscheinlich wirklich nicht klug von mir, gemeinsam mit ihm Vaters alte Praxis-Wohnung zu mieten. Er ist mir einfach zu egozentrisch. Immer nur ich ich ich. Alles dreht sich um ihn. Sein ewiges In-den-Spiegel-Starren nervt mich am meisten. Keinen Spiegel, keine Schaufensterscheibe läßt er aus.

Ich rauche wieder mal zuviel. In zwei Stunden acht Zigaretten. Der absolute Horror ist das. Ein bißchen maßlos bin ich eben auch. Irgend etwas muß ich ja von Helen geerbt haben. Trotz der angestrengten Erziehung mit dem Tenor: »Werd bloß nicht so wie die!« scheint sich Helens Anteil in meiner Erbmasse ganz schön durchzusetzen. Auch, daß ich unbedingt noch studieren wollte, haben Vater und ›Mutter‹ ihr sofort in die Schuhe geschoben.

»Typisch! Kunst studieren! Die Idee kann doch nur von ihr kommen. Ich jedenfalls habe nie bemerkt, daß du über irgendwelche nennenswerten Talente verfügst«, hatte ›Mutter‹ spitz gesagt. Als ob sie Kunstexpertin ist. Außerdem kostet studieren ja Geld, und wer hat davon schon jemals genug? Ich tue doch weiß Gott alles, um keinem groß auf der Tasche zu liegen.

Bis ich ankomme, hat Helen sich hoffentlich schon wieder erholt. Allerdings hat sie beim letztenmal vier oder fünf Tage gebraucht, bis sie wieder o.k. war. Mit dieser verfluchten Trinkerei bringt sie sich noch mal um. Trotzdem, sie tut mir leid. Manchmal kommt sie mir so klein und zart vor, daß ich sie beschützen möchte. Ja, richtige Muttergefühle kann ich für sie entwickeln. Für Vater übrigens auch manchmal. Ich hab' schon Eltern! Diesmal muß ich aber ernsthaft mit Pierre sprechen, wir müssen uns etwas einfallen lassen für Helen. Sie muß in eine Kur, oder die beiden müssen sich einfach für eine Weile trennen. Helen würde es sicher guttun, wieder mal eine Zeitlang in Hamburg zu leben. Sie könnte ja bei mir wohnen. Allerdings müßte Manfred sich dann ein bißchen reduzieren. Na, irgend etwas wird uns schon einfallen. So jedenfalls kann es nicht weitergehen.

Helen

Ich erinnere mich sofort an den Whisky. Er steht neben der Heizung auf dem Flur in der Garderobenecke. Mein Kopf schmerzt, aber ich kann denken. Neben mir atmet Pierre ruhig und regelmäßig. Er ist da, Gott sei Dank! Ich sehe, wie sich seine Schulter und die Linie seines Rückens unter der dünnen Decke gegen das etwas hellere, große Viereck des Fensters abzeichnet. Ich spüre meine schmerzenden Organe im Oberbauch, meine Galle, mein Pankreas, meine alles beherrschende irreale Angst. Was habe ich mir angetan!

Ich hebe meinen Arm. Dünn und hell schwebt er in dem matten Licht vor meinen Augen. Die Hand zittert. Ich weiß genau, wo der Whisky steht. Instinktiv weiß ich auch, daß Pierre ihn nicht gefunden und ausgegossen hat. Ich brauche nur hinzugehen und zu trinken, um die Angst, den Schrecken, das große Kotzen noch einmal hinauszuschieben. Ich fühle mich zu schwach, um aufzustehen und die Schritte zu machen. Und ich fühle mich zu elend. Und während ich noch das Wort elend denke, reißt es mich hoch ins Bad. Ich hänge über der Kloschüssel und würge. Es schüttelt mich, so groß ist der Brechreiz, aber es kommt kaum etwas aus meinem Magen. Wie denn auch? Ich habe nichts gegessen, soweit ich mich erinnern kann – nur getrunken. Der Brechreiz kommt immer wieder, nimmt mir den Atem, so daß ich voller Entsetzen zu ersticken glaube.

Dann hocke ich auf den türkisfarbenen Fliesen neben der Badewanne und atme keuchend ein und aus. Tränen laufen über mein Gesicht. Ich kann nicht mehr trinken, wenn ich weitertrinke, sterbe ich. Doch wenn ich nicht trinke, sterbe ich an meiner Angst.

Ich bete, ich habe tatsächlich die Stirn zu beten. »Lieber Gott, hilf mir«, denke ich. »Lieber Gott«, denke ich wie in meinen Kindertagen. Und weiß doch gut, daß Gott, falls er überhaupt existiert, ganz und gar nicht lieb ist, jedenfalls nicht nach menschlichen Vorstellungen. Aber ich brauche dieses Gebet. Es ist ein Selbstgespräch, ein Appell an mich selbst. Vielleicht sollte ich besser sagen: Unglückliche Helen, hilf dir. Aber ich ziehe es vor, lieber Gott zu denken. Es tröstet besser, gibt ein klein wenig mehr Kraft.

Ich hocke auf dem kalten Fliesenboden und starre auf die Holztür. Sehe ich schon Tiere? Ist das eine Spinne da unten an der Tür? Bin ich etwa im Delirium? Ich nähere mein Gesicht der Tür und erkenne, daß es eine Maserung im Holz ist. Einige Male noch werde ich in diesen Morgenstunden zwischen Bett und Bad diese Maserung für ein Tier halten.

Gern würde ich den Whisky weggießen, aber ich kann es nicht. Ich kann einfach nicht den Anblick, den Geruch der bräunlichen Flüssigkeit ertragen. Zitternd krieche ich immer wieder unter die Decke, fühle nach meinem unregelmäßigen Puls, taste meinen Oberbauch ab und habe die ganze Zeit nicht den Mut, Pierre zu wecken. Und dann endlich, nach für mich endlosen Zeiträumen, ist es draußen hell.

Doch heute morgen kann das Tageslicht nicht trösten und beruhigen wie so oft. Immer wieder muß ich mir mit unsicheren Fingern die Tränen aus dem Gesicht wischen. Wie konnte das nur passieren? Ich habe mich so verzweifelt bemüht, und doch hat es mich wieder eingeholt. Ich spüre, daß ich noch lange nicht wieder nüchtern bin. Mein Kopf führt ein Eigenleben voll summender und klopfender Geräusche. Ich möchte mich bei der ganzen Welt entschuldigen, und ich schäme mich, oh, wie ich mich schäme. Mit zitternder Hand streiche ich über Pierres dunklen Kopf, immer wieder, es beruhigt mich. Ich will ihn wirklich nicht wecken, ich brauche nur die Berührung. Wenn ich nur nicht in ein Krankenhaus muß. Oder soll ich freiwillig in ein Krankenhaus gehen? Nein, ich will nicht, ich hasse Krankenhäuser. Oft genug bin ich in diesen Verwahrungsanstalten gewesen, dieses eine Mal noch muß ich es allein schaffen, nur dieses Mal noch. Und wieder laufen mir die Tränen an den Schläfen entlang in die Haare. Ich wehre mich nicht länger, ich habe es begriffen. Es gibt keinen Weg mehr an dieser Erkenntnis vorbei: Ich bin krank. Ich bin alkoholabhängig.

Pierre

Ich möchte nicht raus aus diesem tiefen einhüllenden Schlaf, den ich immer schlafe, aber die Unruhe in mir ist stärker als mein Morgenphlegma. Auch im Halbschlaf weiß ich genau, daß etwas Unangenehmes auf mich wartet. Es hilft nicht, daß ich meine Augen geschlossen halte, ich sehe plötzlich Helens Bild klar vor mir. Das Bild der schlafenden Helen von heute nacht. Ich muß nach ihr sehen, muß meine Augen öffnen und nachsehen, ob alles in Ordnung ist. Schon als Kind bin ich nur schwer aufgewacht, ein alltäglicher Kummer meiner Mutter. Helen ist nicht in ihrem Bett. Die Decke hängt zerknüllt zur Hälfte auf den Boden. Ich höre sie im Bad. Die Spülung geht. Wasser läuft glucksend ins Waschbecken. Und dann kommt sie herein. Mit unsicheren Schritten, vornübergebeugt, das Gesicht nicht mehr rot, sondern gelblich-grau und so winzig. Ihr Haar hat sie mit den Fingern aus dem Gesicht gekämmt. Es ist strähnig. Was hat meine Frau bloß wieder aus sich gemacht? Ich kann kein Mitleid für sie empfinden, nur Ärger und Widerwillen sind in mir.

»Geht es dir schlecht?« Ich ringe mir die Frage ab. Ihre Augen sehen mich aus geschwollenen Lidern an. Sie nickt nur.

»Leg dich wieder hin, versuch noch ein bißchen zu schlafen.«

Wieder nickt sie. Ich sehe Tränen auf ihrem Gesicht. Ich weiß, daß es ihr leid tut. Es tut ihr jedesmal leid, und trotzdem passiert es immer wieder. Dies ist das fünfte- oder sechstemal in diesem Jahr. Wie soll ein Mensch das aushalten? Wie soll ein Mann eine Frau ertragen, die sich immer wieder selbst so zurichtet? Womit habe ich das verdient? Jetzt, ausgerechnet jetzt, wo es endlich beruflich wieder aufwärtsgeht, wo ich ihre Hilfe dringend brauche, versagt sie. Wie soll das weitergehen?

Wir müssen uns trennen. Ich kann das einfach nicht mehr ertragen. Schon beim letztenmal habe ich ihr mit Trennung gedroht. Ich habe es bitter ernst gemeint, so kann ich nicht mehr leben. Sie macht mich fertig.

Wenigstens weitertrinken kann sie jetzt nicht mehr. Auf diesen schwachen Beinen kann sie nicht mehr aus dem Haus, und der kleine Kühlschrank ist leer. Den Hund werde ich übernehmen müssen, soviel ist mir bei ihrem Anblick klar. Dabei ist Sonntag, und ich habe mich darauf gefreut, den halben Tag schlafen zu können. Es ist zum Heulen. Sie richtet kein Wort an mich, erst als ich den Telefonhörer abnehme, kommt ihre ängstliche Stimme: »Wen rufst du an?«

»Deine Tochter. Sie soll sich ihre Mutter mal mit eigenen Augen ansehen. Gute Ratschläge am Telefon zu geben ist einfach.«

Meine Stimme bebt vor Wut. Ihre Hände fahren unruhig von den Haaren zur Bettdecke, sie streicheln und zupfen. Sie sagt kein Wort.

»Wenn du wüßtest, wie du aussiehst!« kann ich mir nicht verkneifen.

»Ich weiß, es tut mir so leid.« Sie weint schon wieder. Und plötzlich spüre auch ich Tränen in meinen Augen. »Warum, um alles in der Welt, hast du das wieder getan? Warum mußt du gewaltsam unser Leben zerstören?« Ich höre mich schluchzen. So weit hat sie mich gebracht, ich sitze da und weine voller Wut und Ohnmacht. In diesem Moment hasse ich sie für meine Hilflosigkeit.

Katja verspricht mir, sofort zu kommen, den nächsten Zug zu nehmen und gegen Abend da zu sein. Es wird ein trostlos langer Sonntag werden. Ich bestelle sofort ein Zimmer für Katja. Da unser Hotel ausgebucht ist, muß ich sie in einem Nachbarhotel unterbringen. Noch besser wäre eigentlich, wenn sie bei Helen schläft und ich ihr Zimmer für diese Nacht nehme. Der Gedanke erleichtert mich etwas. Soll sich Helens Familie endlich mal um sie kümmern. Ich habe es oft genug getan. Gegen elf öffne ich eine der beiden Rotweinflaschen und gönne mir ein Glas. Ganz nüchtern kann ich diese stundenlange Warterei auf Katja nicht ertragen. Um die Mittagszeit herum – Helen verschwindet immer wieder im Bad, ich kann sie durch die geschlossene Tür würgen und husten hören – fängt sie an zu reden. Sie spricht mit leiser Stimme, schnell und unzusammenhängend. Von mir spricht sie, von unserem gemeinsamen Leben. Wie schwer es manchmal für sie ist, das viele Alleinsein, die lange Zeit der beruflichen Erfolglosigkeit. Zwischendurch verstummt sie und weint nur leise. Sie hat mich immer geliebt, immer nur gewollt, daß ich glücklich bin. Damals hat sie Martin, ihren Sohn, aufgegeben, weil sie vor allem um unsere Ehe gefürchtet hat.

»Die hast nur du gefährdet.« Ich weiß, daß meine Stimme gehässig klingt. Nach dem dritten Glas Wein sehe ich alles mit etwas anderen Augen. Ich kann wieder Mitleid für sie empfinden, setze mich zu ihr ans Bett und nehme ihre magere rauhe Hand in meine. Aber trotz ihrer Schwäche ist sie viel zu unruhig, um einfach im Bett zu liegen. Immer wieder steht sie auf, wandert auf ihren nackten Füßen im Raum auf und ab, um dann wieder zitternd unter die Bettdecke zu kriechen. Und irgendwann fällt mir dann ihre Sammlung von Informationsmaterial über Alkoholismus ein, ein ganzes Bündel zusammengehefteter Blätter und Zeitungsartikel. Das ist es wohl, was ich nach Katjas Meinung längst hätte lesen sollen. Widerwillig blättere ich die Bögen durch.

»Trunksucht, die sich im Verlust der Selbstkontrolle und in der zwanghaften Abhängigkeit vom Alkohol (im »Nichtmehraufhörenkönnen«) äußert«, lese ich, *»ist eine Krankheit im versicherungstechnischen Sinne, wenn sie ohne ärztliche Behandlung nicht mit Aussicht auf Erfolg geheilt, gebessert oder auch nur vor der Verschlimmerung bewahrt werden kann.« (Entscheidung des Bundessozialgerichts vom 17. 10. 1967)* Was für ein entsetzliches Vokabular. Der Geschmack am Wein kann einem vergehen. Lustlos lege ich den Stoß Blätter wieder hin. »Warum schläfst du nicht ein bißchen?«

Sie antwortet mir nicht. Sieht mich nur gequält an. Richtig, sie kann nie schlafen nach so einem Trinkexzeß, es sind ihre Nerven. Diese verdammte Schlaflosigkeit ist schon immer ihr Problem gewesen. Sie hat mir mal erzählt, wie sie als junge Frau, kurz nach Katjas Geburt an Schlaflosigkeit regelrecht erkrankt ist. Monatelang war sie damals in Behandlung. Kein Arzt konnte ihr wirklich helfen. Wenn die Dämmerung sich abzeichnete, kam auch ihre Angst vor der Nacht und all den Stunden, die sie, von irrealem Grauen gepeinigt, in der Dunkelheit wachliegen würde. Sie wurde von einem Facharzt zum nächsten geschickt. »Wie ein Ping-Pong-Ball bin ich mir vorgekommen, jeder hat ein bißchen an mir verdient«, hatte sie oft gesagt. Einer dieser fabelhaften Medizinmänner hatte ihr auf die Schilderung ihrer nächtlichen Angstzustände hin geraten, doch einfach mal den Kopf unter kaltes Wasser zu halten. Der Begriff ›Psychosomatische Erkrankung‹ war scheinbar noch nicht Allgemeingut gewesen, und ihre Ärzte schienen ihn auch nie gehört zu haben. Schließlich hatte man ihr aus purer Ratlosigkeit erst den Blinddarm und dann die Mandeln herausgenommen, weil sie, wahrscheinlich vor lauter Nichtschlafenkönnen, Herzrhythmusstörungen bekommen hatte. Geholfen hatten allerdings auch diese Eingriffe nicht. So wurden ihr schließlich, um überhaupt zu helfen, Schlaftabletten verordnet.

Gesund wurde sie erst wieder, als sie sich in Martins Vater verliebte. Es war einfach so – von heute auf morgen – passiert. Dabei hatte sie ihren Mann sehr gern, wie sie auch später oft versichert hat, ja eigentlich war er sogar ihre große Liebe gewesen. Trotzdem hatte sie Katjas Vater wegen des anderen verlassen. War einfach hingegangen und hatte der Welt die Wahrheit ins Gesicht gesagt. So war sie eben. Der Preis war der Verlust ihrer Tochter – ein hoher Preis. Katjas Vater hatte das Sorgerecht bekommen, so waren damals die Spielregeln: Eine Frau, die es wagte, ihren Mann zu verlassen, traf der strafende Arm des Gesetzes. Ich weiß, daß sie jahrelang unter der Trennung von Katja gelitten hat, wenn ich es auch nur schwer nachfühlen kann. Ich habe nie Kinder gewollt, mir war mein Beruf immer wichtiger. Wie ich heute weiß, habe ich mir mit dieser Einstellung eine Menge Konflikte und Probleme erspart. Wohin man sieht, haben die Leute Schwierigkeiten mit ihren Kindern.

Gleich nachdem Helen und ich geheiratet hatten, habe ich Katja einfach ein Flugticket Hamburg – Nizza und zurück geschickt und sie zu uns in den Urlaub eingeladen. Sie war damals schon siebzehn, richtig, es ist schon fünf Jahre her. Ihr Vater konnte die Reise nicht mehr gut verbieten.

Wir hatten für drei Wochen ein Häuschen in der Provence gemietet, dort, wo die Touristen sich schon weniger oft hin verirren. Es war eine optimistische, wunderbare Zeit. Die Zukunft lag rosig vor uns. Ich hatte gerade gemeinsam mit einem ehrgeizigen jungen Produzenten eine Fernsehserienidee placiert und einen Vertrag für die Exklusiv-Regie mit ihm abgeschlossen. Was konnte uns noch passieren? Helen würde an den Büchern mitarbeiten, sie war begeistert über diese Möglichkeit. Und endlich würden wir aus den ewigen Geldsorgen herauskommen. Es war uns nie ganz schlecht gegangen, aber auch niemals wirklich gut. Aber, was schlimmer gewesen war, ich hatte nach einiger Zeit der Arbeitslosigkeit einen ganzen Teil meines Selbstvertrauens eingebüßt, und für jemanden, der nur sich selbst und seine Träume verkaufen kann, ist das beinahe tödlich.

Aber das alles war jetzt endlich Vergangenheit, eine bessere Gegenwart war angebrochen und dazu sollte auch Katja gehören. Wir holten sie auf dem Flughafen in Nizza ab, ein aufgeschossenes, schlankes Mädchen, größer als ihre Mutter, aber mit denselben blonden Haaren und einer Mischung aus Angst und Trotz in den graugrünen Augen. *Hier* bin ich, sagte sie zu Helen, die sie in den letzten zehn Jahren nur viermal kurz gesehen und nicht sofort erkannt hatte.

Nach den ersten Verlegenheiten verstanden sich Mutter und Tochter schnell. Sie hockten die halbe Nacht vor dem Kamin und entdeckten sich gegenseitig neu. Niemals vergesse ich diesen ersten Abend: Ich seh' die beiden noch vor mir unter einem bleichen Vollmond in den Ruinen von Fox-Amphoux.

Arm in Arm gingen sie neben mir, wie Schwestern. Später, nachdem Katja wieder abgereist war, gestand Helen mir, daß sie die ganzen vier Tage lang Katja gegenüber befangen gewesen war. »Ich habe immer gefürchtet, sie würde mich ablehnen«, erklärte sie ihre Unsicherheit. »Ich weiß doch, daß sie nur Negatives über mich gehört hat. Sie kennt mich doch kaum.«

Immer wieder tröstete sie sich damit, daß Kinder in den ersten fünf Lebensjahren entscheidend geformt werden, und in diesen Jahren war Katja meistens bei ihr gewesen.

Es kann nicht mehr allzu lange dauern, bis Katja ankommt. Sie will vom Bahnhof aus anrufen. Unser Verhältnis ist in der letzten Zeit nicht mehr ganz so gut. Ich bin sicher, Katja macht mich, wenigstens zu einem Teil, für Helens Trinken verantwortlich. Wie soll ich mich dagegen wehren? Es ist wohl normal, daß die Tochter zur Mutter hält und nicht zum ›Stiefvater‹. Dabei war ich immer stolz auf ihre Freundschaft, denn so selbstverständlich ist es doch gar nicht, das Vertrauen einer jungen Frau geschenkt zu bekommen. Manchmal habe ich mir sogar gern vorgestellt, sie sei meine Tochter. So eine Art Tochter hätte ich ganz gern gehabt: attraktiv, selbstbewußt, intelligent und willensstark. Nur, daß in letzter Zeit zwischen uns nicht mehr der alte gute Ton herrscht. Auch so eine Folge von Helens Sauftouren. Katja ist mir gegenüber mißtrauisch, und ich reagiere empfindlich. Ja, es verletzt mich. Ich möchte wirklich wissen, ob sie sich mal klargemacht hat, was es für mich bedeutet, dieses Höllentheater mitzumachen! Mit ansehen zu müssen, wie Helen sich körperlich und geistig ruiniert, Angst haben zu müssen, daß sie sich in der Öffentlichkeit betrinkt oder zu Hause halb bewußtlos rumliegt, weil sie statt zu essen nur getrunken hat. Seitdem sie damals mit dem Notarztwagen ins Krankenhaus gebracht worden ist, bin ich innerlich darauf vorbereitet, daß so etwas wieder passiert. »Ihre Frau hatte offenbar einen hypoglykämischen Schock«, hatte der Arzt am Telefon zu mir gesagt, »Sie müssen ein Auge auf sie haben.« Richtig war, daß sie nach einem kleinen Streit zu einer Freundin gegangen war, dort übernachtet und am Morgen, bevor sie zu mir nach Hause kam, aus lauter Angst vor mir drei Schnäpse getrunken hatte. Natürlich hatte sie mal wieder gar nichts gegessen und war dort umgefallen. Entsetzlich peinlich das Ganze. Dieser Aufwand. Als man sie einige Tage im Krankenhaus behalten wollte, um sie gründlich zu untersuchen, ihre Blutzuckerwerte schienen zu niedrig zu sein, hatte sie sich heimlich davongemacht. »Ich wollte zu dir zurück«, hatte sie gesagt und mich umarmt, »ich hasse Krankenhäuser.« Sie war so seltsam aufgedreht gewesen, aber damals habe ich noch nicht gewußt, daß sie ihre letzten Kräfte mit Alkohol ›mobilisiert‹.

Drei Tage lang hatte sie sich mit ihrem Lebenselexier aufrecht gehalten, dann war sie zusammengeklappt. Jeden Abend war sie ein wenig betrunkener gewesen, und meine Vorwürfe hatten sie nicht mehr erreicht. »Wie kannst du erwarten, daß ich dich noch liebe?« habe ich sie angeschrien. »Bildest du dir wirklich ein, ich könnte eine Frau wie dich noch begehren?«

Sie hatte nur gelächelt. »Dann geh doch. Ich bin sowieso mit dir fertig. Ich kann schon lange nicht mehr.« Dann war sie ins Bett gegangen und in diesen totenähnlichen Schlaf gefallen.

Am nächsten Morgen hatte sie mich zitternd und weinend angefleht, ihren Hausarzt anzurufen. Schließlich habe ich nachgegeben, obwohl ich mich wahnsinnig geschämt habe. Auch Dr. Kurz hat mich damals so vorwurfsvoll angesehen: »Wie konnten Sie das zulassen?« hatte er gemurmelt und Helen Beruhigungstabletten eingeflößt.

Warum wenden sie sich immer an mich? Bin ich noch nicht genug gestraft mit ihr, soll ich jetzt auch noch für *ihr* Versagen verantwortlich gemacht werden?

Ich nehme die Blätter wieder auf und versuche darin zu lesen. *»Für den Betroffenen ist der Streit der Wissenschaftler über die Ursachen der Krankheit Alkoholismus belanglos«*, lese ich. Die scheinen das wirklich ernst zu meinen mit dem Begriff Krankheit. Ich glaube, es würde mir helfen wenn ich daran glauben könnte, daß es eine Krankheit ist, aber bis heute hat ja nicht einmal Helen daran geglaubt. Trotz Selbsthilfegruppe und

Fachliteratur. Es könnte uns beiden helfen, wenn wir das begreifen würden, fühle ich. Plötzlich scheint es mir wichtig, mehr darüber zu wissen. Möglich, daß Katja nicht so unrecht hat. Ich hätte wahrscheinlich wirklich längst einmal in dieses Material sehen sollen.

Katja

Was an München so ›Weltstadt mit Herz‹-mäßig sein soll, werde ich nie begreifen. Einfach unvorstellbar für mich, Hamburg gegen München einzutauschen. Mag ja sein, daß das Sauerkraut in München etwas besser schmeckt und das Bier reichlicher fließt, dafür ist aus Schwabing eine Ersatzreeperbahn geworden. Jedenfalls was den Nepp angeht. Und dann diese sommerlichen Touristenmengen! Die Leopoldstraße an einem Sommerabend kann zum Alptraum werden. Man hört mehr Provinzamerikanisch als Deutsch. Wie schön ist Hamburg mit seinen Stadtteilen voller Eigenleben, den Fleeten, der Außenalster, gespickt mit weißen und bunten Segeln, und dem Hafen mit seinen Gerüchen und Farben. Und über allem thronend der Michel. Was ist dagegen schon die Münchner Frauenkirche?! Und die Münchner Schickeria hält den Vergleich mit Hamburger Hanseatentum nicht einen Tag lang aus. Für mich bleibt Hamburg die einzige deutsche Stadt, in der ich leben möchte.

Vom Bahnhof aus habe ich im Hotel angerufen und mir dann ein Taxi genommen. Die Stadt hat einen heißen Tag hinter sich, Staub liegt in der Luft. Im Hotel verwandelt sich Rocco bei meiner Begrüßung vor Freude in eine Art Springbock. Pierre lächelt dankbar, aber auch etwas verlegen, wie mir scheint. Die Spannung, die ich zwischen Helen und ihm erwartet habe, scheint nicht in der Luft zu liegen. Wie auch? Wie könnte man gegen dieses blaßgelbe Etwas im Bett noch Vorwurf oder Angriff planen. Das muß man auf später verschieben – auch ich. Zuallererst einmal rührt mich Helens Anblick. Irgendwo in mir muß wohl doch etwas Mütterliches schlummern, wenn ich es auch nie wahrhaben will. Wie eine Schwerkranke sieht sie aus, und wenigstens mir ist klar, daß sie tatsächlich sehr krank ist. Vorübergehend habe er sogar erwogen, sie in ein Krankenhaus zu bringen, erklärt Pierre, der meine Betroffenheit wohl bemerkt hat, aber Helen habe um keinen Preis gewollt. Pierre hat getrunken. Auf dem Tisch steht eine leere Weinflasche. Aber er ist nur leicht angetrunken, er kann eine ganze Menge vertragen, ist scheinbar nicht die Bohne alkoholgefährdet. Bei seinem Beruf ist das auch verdammt gut so, denn ohne Alkohol läuft in den sogenannten kreativen Kreisen kaum etwas. Wer nicht trinkt, scheint eine Art gesellschaftlichen Makel zu haben.

Von all den wesensverändernden Stoffen ist Alkohol der einzig wirklich gesellschaftsfähige. Man kann mit LSD experimentieren, Hasch probieren, Kokain mal schnupfen, wie Manfred und ich in den Staaten ein paarmal, aber keiner dieser Freudenspender hat einen auch nur vergleichbaren Verbreitungsgrad wie Alkohol. Das Glas in der Hand ist auf jeder Party normal und akzeptiert. Man hat zum Genuß von Alkohol regelrechte kultische Handlungen erfunden und massenhaft Gründe konstruiert. Man reicht ihn in der Kirche beim Abendmahl, und man trinkt ihn, um gut drauf zu sein. Aber wenn es jemanden erwischt, wenn der so wichtige Kontrollmechanismus in seinem Gehirn die Toleranzgrenze nicht mehr zuverlässig anzeigt, wird er fallengelassen wie eine heiße Kartoffel. Die ›disziplinierten‹ Trinker sperren sich einfach gegen die Tatsache, daß es bei Alkoholikern einen physischen Defekt gibt. Und die Ächtung des unkontrolliert Trinkenden ist nur folgerichtig, da der Mensch das ausgeprägte Talent hat, Unangenehmes zu verdrängen, denn im Grunde kann es jeden erwischen, der gern trinkt. Man schätzt, daß es in diesem unseren Lande etwa zwei Millionen Alkoholabhängige gibt, und Helen ist in diese Zahl mit hineingerutscht. Dabei hat sie niemals auch nur annähernd so viel getrunken wie Pierre. Aber auch das ist ja bei dieser tückischen Krankheit nicht ausschlaggebend.

Ich gebe ihr einen Kuß auf die Wange, die feucht von Tränen ist. »Ich schäme mich so, jetzt mache ich auch dir noch Sorgen.«

Mir fällt nichts Passendes ein, um sie zu trösten. Ich bin entsetzt über ihr Aussehen. Gerötete winzige Augen, geschwollene Lider, magere Arme und Hände und strähniges Haar. Ihr Gesicht wirkt völlig ausgetrocknet. Sie hat den ganzen Tag über gebrochen, kann nichts essen, selbst Mineralwasser behält ihr Magen kaum bei sich. Also koche ich ihr erst einmal Tee, so etwas kann Pierre natürlich nicht. Gern hätte ich einen Moment ungestört mit ihm allein gesprochen, aber das ist im Augenblick nicht möglich, Helen würde sich nur aufregen. Es hat auch Zeit bis morgen.

Pierre verschwindet mit Rocco und läßt uns allein. Ich lasse eine Badewanne für Helen vollaufen mit der doppelten Portion Badeschaum. Laut Werbetext sorgt er für sanfte, geschmeidige Haut. Mal sehen, was es bringt. Helen hockt wie ein Häufchen Unglück im heißen Wasser und besteht nur aus Dankbarkeit. Sie weiß, daß sie dringend ein Bad braucht, hat aber nicht den Mut gehabt, Pierre um Hilfe zu bitten, sie hat sich geschämt, ihm ihren geschundenen Körper zu zeigen. Das Bad strengt sie sehr an, und ich lasse sie deshalb nicht lange in der Wanne, ihr Kreislauf wird ohnehin seine Mühe haben. Seit den frühen Morgenstunden hat sie kein Auge zugemacht. Das kenne ich schon bei ihr. Ihre Schlaferei war immer ein Drama. Gott sei Dank, dieses Problem kenne ich nicht. Ich schlafe wie ein Murmeltier. Meine Nerven scheinen aus besserem Stoff zu sein als ihre. Ihre Stimme ist eintönig, und sie redet ohne Pause. Sie klagt sich an, schämt sich, entschuldigt sich und schämt sich wieder: Ein Nichts sei sie, das uns nur Probleme mache. Sie habe es wirklich nicht gewollt, könne sich selbst nicht erklären, wie es wieder dazu kommen konnte. Sie ist verzweifelt. Immer wieder wischt sie sich Tränen aus dem Gesicht. Sie ist doch zu den Anonymen Alkoholikern in die Gruppe gegangen, der Schritt war wirklich nicht leicht, und sie konnte auch gar nicht so viel mit denen anfangen. Aber hingegangen ist sie doch, schon um uns allen eine Freude zu machen. Und sie hat doch Trinkpausen gemacht, wochenlang abstinent gelebt, immer wieder geübt, kontrolliert zu trinken wie andere zivilisierte

Menschen auch. Es mußte doch in den Griff zu bekommen sein, warum sollte ausgerechnet sie nicht mit Alkohol umgehen können?

»Sechs Wochen lang ist es gutgegangen. Ich habe nur ganz selten getrunken. Immer nur mal ein Bier oder ein Glas Wein. Und dann plötzlich, völlig grundlos, ist es wieder passiert, wieder dieser grauenhafte Absturz!« Sie redet und redet wie unter Zwang. »Warum bin ich zu willensschwach? Bin ich charakterlos, was tickt in meinem Kopf falsch?«

Damit kommt sie nach meinen Kenntnissen über die Alkoholkrankheit der Sache am nächsten. In ihrem Kopf muß tatsächlich irgend etwas falsch oder gar nicht mehr ticken. Was weiß man denn schon konkret über Alkoholismus? Bei den Heerscharen von trinkenden Menschen ist es ohnehin erstaunlich, daß nicht noch viel mehr an der Flasche hängenbleiben. Klar, Helen hat den Alkohol manchmal richtig gezielt eingesetzt: als Beruhigungs- und Schlafmittel und als Multiplikator bei Freude. Aber tun das nicht die meisten Menschen, die trinken? Auch wenn sie es nicht regelmäßig, sondern nur gelegentlich tun, fast alle haben einen Grund. Sie wollen den Kopf frei bekommen, Hemmungen ablegen, fröhlicher sein, ihre Einsamkeit nicht so deutlich fühlen oder einfach vergessen.

Arme kleine Mutter, ausgerechnet sie muß dran glauben. Ich höre ihr zu, versuche sie zu beruhigen und tröste sie. Immer noch bin ich überzeugt, daß sie es schaffen wird, sie wird da rauskommen. Es ist für mich schwer nachzuvollziehen, aber es scheint wirklich das Hauptproblem, zu begreifen, daß der Alkohol stärker ist als der eigene Wille, daß Alkohol ihn einfach ausschaltet.

Pierre kommt mit Rocco zurück, blättert in einer Sammlung von Papieren und beobachtet Helen und mich zwischendurch mit nachdenklichen Augen. Jedesmal, wenn er meinen Blick spürt, konzentriert er sich schnell wieder auf seinen Lesestoff. Später will er um die Ecke gehen und ein großes Stück Fleisch essen, wie er sich ausdrückt. Ich lehne seine Einladung ab, möchte Helen jetzt nicht allein lassen. Mir scheint, daß sie ein wenig ruhiger geworden ist. Vielleicht ist sie aber auch ganz einfach nur erschöpft, oder das heiße Bad tut endlich seine Wirkung. Ich finde ein wenig Aufschnitt im Kühlschrank und koche uns noch einen großen Topf Tee. Pierre hat mich gebeten, in seinem Bett zu schlafen, er selbst wird heute nacht im Hotel nebenan übernachten. Gegen einundzwanzig Uhr packt er ein paar Toilettensachen zusammen, küßt Helen und mich und verschwindet. Ich habe den Eindruck, er ist froh, uns Frauen entkommen zu sein. Ich glaube, er kam sich zwischen Mutter und Tochter ein wenig fremd und überflüssig vor.

Ich lege mich bald ins Bett, spüre die lange Bahnfahrt in den Knochen und bin froh, mich ausstrecken zu können. Helen hat nach meiner Hand gefaßt. Deutlich spüre ich, daß sie froh ist über Pierres Weggehen. »Er braucht seine Ruhe, schon die letzte Nacht hat er nicht genug geschlafen«, sagt sie.

Ihr Atem geht regelmäßiger. Sie ist eingeschlafen. Von der Seite sehe ich ihr Profil, ihre kleine hübsche Nase, die mir so viel besser gefällt als meine eigene. Ich erinnere mich kaum an die Helen meiner frühen Kindheit, an eine Helen, die damals noch meine einzige Mutter war. Es ist so lange her und so viel liegt dazwischen. Nach Vaters Wiederheirat wurde seine Frau meine zweite Mutter. Als ich sieben war und Helen sich von Martins Vater scheiden ließ, kam ich endgültig in Vaters Familie. Auch dort gab es inzwischen einen kleinen Bruder. Nicht, daß ich es schlecht gehabt hätte bei ihnen. Im Gegenteil, ich bin überzeugt, sie haben es immer nur gut mit mir gemeint. Aber Vater hatte nicht sehr viel Zeit für mich. So blieb meine Erziehung seiner Frau überlassen, und die war nicht gerade gut auf Helen zu sprechen. Ich habe damals ihre Ansichten mit kindlichem Opportunismus übernommen. Wenn ich schon in einer neuen Familie leben mußte, wollte ich wenigstens hundertprozentig dazugehören. So fand ich es nach einer gewissen Zeit ganz in Ordnung, daß ich nicht mehr zu Helen durfte, wann ich wollte. Es gab für die meisten Dinge im Leben gewisse Spielregeln, also warum nicht auch für die Besuche bei der Mutter?

Hatte ich anfänglich noch manchmal revoltiert, lernte ich schnell, daß es besser war, den Mund zu halten und sich anzupassen. Und als Helen dann aus beruflichen Gründen nach Köln zog – sie hatte bei einem Sender ein Volontariat bekommen –, vermißte ich sie schon bald nicht mehr. Sie schrieb mir ja nicht einmal, schien mich ihrerseits vergessen zu haben. So waren Jahre vergangen, bis sie eines Tages plötzlich vor mir stand. Es war in der großen Pause auf meinem Schulhof. Ich muß damals dreizehn oder vierzehn gewesen sein. Ich kam als letzte aus der Klasse, und Helen stand da und wartete auf mich. Zuerst erkannte ich sie kaum. Sie stand da, eine Fremde in einem grünen Mantel. Was wollte diese Frau von mir? Sie streckte ihre Hand nach mir aus und ließ sie dann in der Luft hängen, berührte mich nicht. Ich habe mich damals fast vor ihr gefürchtet, hatte das Gefühl, sie würde Unruhe in mein Leben bringen. Sie mußte mir versprechen, daß sie meinem Vater brieflich von dieser heimlichen Begegnung erzählte. Ich wollte auf keinen Fall in Verdacht geraten, mit ihr gemeinsame Sache gemacht zu haben. Meine sichere Position in meiner Familie sollte nicht wackeln. Und doch spürte ich auch so etwas wie Neugierde auf diese Frau, die Möglichkeit, irgendwann mehr über sie wissen zu wollen.

Diese Begegnung mußte jetzt acht oder neun Jahre zurückliegen. Und eine andere wichtige Begegnung mit Helen hatte ich vor fünf Jahren. Pierre und sie hatten geheiratet, und er schickte mir ein Flugticket nach Hamburg. Ich sollte die beiden in der Provence besuchen. Natürlich reizte mich diese Einladung, und ich brauchte gar nicht groß um die Erlaubnis bei den Eltern zu kämpfen. Inzwischen war ich ja auch siebzehn und hatte mich als absolut zu ihnen gehörig erwiesen. Deutlich sehe ich Pierre wieder vor mir, wie er mich in Nizza auf dem Flughafen in Empfang nahm. Er war braungebrannt, trug ein rotes Jerseyhemd und weiße Jeans, und trotz meiner Aufgeregtheit hatte ich sofort Vertrauen zu ihm. Helen, die mich zuerst gar nicht erkannt hatte – ich trug eine neue Dauerwelle, die mich erwachsener erscheinen ließ –, schien genauso aufgeregt zu sein wie ich. Ich war wahnsinnig neugierig auf sie und bemühte mich eine halbe Nacht lang, herauszufinden, wer meine Mutter nun eigentlich war. Wir gingen immer zwangloser miteinander um, und als wir nachts im Mondschein durch das menschenleere Dorf gingen, alle drei Arm in Arm, fühlte ich mich schon ganz vertraut mit ihnen.

Ich fürchte, ich habe es Helen nicht immer leichtgemacht, denn ich bin ein ausgesprochen norddeutscher Mensch. Und sie hat mir viel später einmal erzählt, daß sie in den vier Tagen, die ich bei ihnen war, immer leicht unter Alkohol gestanden hat, aus Unsicherheit mir gegenüber.

»Wie ein Spiegeltrinker habe ich mich benommen«, hat sie lachend gesagt. Aber lustig war das gar nicht, denn ich habe bald gemerkt, daß sie jedesmal, wenn wir uns trafen, trank. Immer hatte sie eine kleine Flasche dabei. Nicht, daß sie jemals wirklich betrunken gewesen wäre, bis auf das eine Mal, aber sie war deutlich aufgedreht, verändert. Es hat eine Weile gedauert bis ich begriffen habe, daß sie aus Unsicherheit trank. Ihre Schuldgefühle mir gegenüber, die sie selbst gepflegt und alle Welt gefördert hatte, machten sie so unsicher, daß sie den Stoff brauchte, um, wie sie meinte, locker mit mir umgehen zu können. Niemals hat sie wirklich negativ über meinen Vater gesprochen, aber ich habe ihre Verbitterung gespürt, als sie von mir hörte, daß ich niemals einen ihrer Briefe erhalten hatte.

»Sie haben sie alle unterschlagen«, hatte sie geflüstert und mich fassungslos angesehen, »deshalb kam niemals Antwort.«

An diesem Abend trank sie zuviel, und als ich am nächsten Tag am frühen Abend nach Hause kam, lag sie in fast bewußtlosem Zustand auf dem Boden meiner kleinen Wohnung. Ich brachte sie ins Bett, und am nächsten Tag war sie wieder ziemlich o.k. Wir vermieden es beide, ausführlich über das Vorgefallene zu sprechen. Sie, weil sie sich schämte, und ich, weil ich fürchtete eine Helen zu entdecken, die den Schilderungen von Vaters Frau entsprechen könnte. Erst vor etwa einem Jahr vertraute sie sich mir an. Sie mußte darüber sprechen – wir beide waren längst Freundinnen geworden.

»Ich flippe aus, Katja«, hatte sie am Telefon gesagt und versucht, flapsig zu klingen, »ich habe furchtbare Angst, alkoholabhängig zu werden.«

Damals habe ich es ihr erfolgreich ausreden können. Es gab doch schließlich lange Zeiträume, in denen sie gar nichts anrührte. Wie oft hat sie stundenlang dabeigesessen, wenn Pierre und ich munter zechten, um uns anschließend stocknüchtern nach Hause zu fahren. »Es macht mir wirklich nichts aus«, hatte sie dann lachend gemeint, »trinkt nur, ihr zwei.«

Helen

Ein endloser Nachmittag voller zähflüssiger Minuten. Immer wieder kommt mir mein Magen hoch, und ich taumele ins Bad. Nicht einmal Mineralwasser kann ich bei mir behalten, dabei bin ich am Austrocknen. In unregelmäßigen Abständen bricht mir der Schweiß aus allen Poren, obwohl ich zittere vor Kälte. Was erwarte ich denn eigentlich? Schließlich habe ich mich tagelang systematisch vergiftet. Wieviel Tage ging es diesmal, dieses Taumeln direkt am Abgrund? Waren es zwei oder drei Tage? Ich kann noch nicht wirklich darüber nachdenken, weil mich aus lauter Entsetzen vor mir selbst immer wieder das große Kotzen packt.

Pierre ist mit mir fertig, soviel ist sicher. Ich kann es verstehen, vielleicht bin auch ich am Ende mit ihm? Im Moment kann ich mit diesem summenden, pochenden Kopf, diesem in dichte Nebel gehüllten Verstand gar nicht denken. Ich fühle nur. Und ich fühle Scham und Schmerz, richtig realen Schmerz. Ich will von niemandem Mitleid. Vielleicht würde ich in ein Krankenhaus gehen, wenn nicht dieses überwältigende Schamgefühl wäre. Und verzweifelt bin ich, voller Ängste. Ich denke nicht, ich fühle, daß ich verstanden habe: Nicht *ich* trinke, es trinkt *mich*!

Die Vorstellung, noch einmal trinken zu müssen, ja, trinken zu *müssen*, treibt mich wieder ins Bad über die Kloschüssel. Ich kotze mich Stück für Stück selbst aus. Ich vermeide jeden Blick in den Spiegel. Pierre hat es nicht so gut, er kann sich meinen Anblick nicht so komplett ersparen.

Katja kommt bald, und das macht mich ein bißchen froh. Ich klammere mich an den Gedanken, daß sie für mich ein klein wenig Liebe empfindet. Ich brauche so dringend ein wenig

Zuneigung. Wenn mein Kopf doch endlich wieder funktonieren würde, aber er denkt gar nicht daran, sondern klopft und summt und läßt mir nicht einen Augenblick Ruhe. Pierre sitzt da und liest. Er scheint tatsächlich in diesen Informationen über Alkoholismus zu blättern. Hätte er das doch früher schon einmal getan. Ich habe es mir so oft gewünscht, wollte ihn aber auch nicht direkt damit bedrängen. Wie oft hat er mir zu verstehen gegeben, daß der Alkohol ausschließlich mein Problem sei, er könne ja trinken. Wo nehmen die kontrollierten Trinker nur ihre verdammte Selbstgerechtigkeit her? Scheinbar meinen sie alle, es sei ausschließlich eine Frage der Charakterstärke. Keiner von ihnen hat genug Phantasie, um sich vorstellen zu können, daß es auch ihn unerwartet anfliegen kann. Aber habe ich es mir denn vorstellen können?

Pierre wird heute nacht in Katjas Hotelzimmer schlafen, und darüber bin ich froh. Wir brauchen unbedingt ein wenig Abstand, und er muß mich nicht länger in dieser Verfassung sehen. Die Frage ist, ob unsere Ehe überhaupt noch zu retten ist. Aber jetzt kann ich unmöglich darüber nachdenken. Damit muß ich warten, bis wenigstens das Summen in meinem Kopf endlich aufhört. Ich versuche, ihm zu sagen, wie leid es mir tut, wie wenig ich ihm das antun wollte. Immer wieder weine ich vor Hilflosigkeit und Selbstmitleid.

Und dann steht endlich Katja in der Tür. Rocco springt sie fast um, als er sie begrüßt. Wie hübsch sie ist, wie jung und klar mit ihren hellen Farben. Das Haar trägt sie jetzt kinnlang, wie ich es besonders gern mag. Wie helle Seide weht es um ihr Gesicht. Sie beugt sich zu mir und küßt mich und duftet so gut. Alles an ihr ist Frische, und ich bin so entsetzlich verschmutzt und verschwitzt. Sie setzt sich auf mein Bett und sieht mich aus den länglichen hellen Augen ihres Vaters an. Ist dies wirklich meine Tochter? Wie ist es möglich, daß dies mein Kind ist? Also irgendwann habe ich auch einmal etwas Richtiges gemacht in meinem Leben. Ihr Anblick tut mir unendlich gut, so viel Jugend und Kraft strahlt sie aus.

Katja übernimmt das Kommando. Sie kocht Tee, schickt

Pierre mit dem Hund hinaus, macht mir ein Bad und reibt mich anschließend mit Körperlotion ein.

»Mein Gott«, sagt sie entsetzt, »du vertrocknest uns ja.«

Der Tee bleibt sogar in meinem Magen, das macht ihre Gegenwart. Ich will ihr alles erklären, das heißt, ich versuche, es gleichzeitig auch mir selbst zu erklären. Aber es gelingt mir nicht. Ich merke, daß ich ziemlich wirres Zeug rede, aber es ist nicht so wichtig. Die Hauptsache ist, daß sie hier ist, alles andere wird schon irgendwie wieder werden. Zum erstenmal heute habe ich das sichere Gefühl, daß ich am Leben bleibe, daß ich diesen fürchterlichen Absturz überlebt habe. Ja, sogar so etwas wie Zuversicht, wenn auch nur als vage Ahnung, empfinde ich...

Pierre

Ich bestelle mir meinen dritten Cognac und ärgere mich, weil ich fast ein schlechtes Gewissen dabei habe. Das macht natürlich diese Nachmittagslektüre. Ich wußte schon, warum ich damit nichts zu tun haben wollte. Die Autoren haben es anscheinend darauf angelegt, wirklich jedem die Freude an einem guten Glas zu nehmen. Auch Helen gegenüber fühle ich eine Art Schuldbewußtsein, denn ich fange an, zu begreifen, daß sie ihre Horrortrips nicht so ganz freiwillig macht.

Dabei fällt mir Peter wieder ein. Irgend jemand hat mir neulich erzählt, daß seit fünf Jahren kein Tropfen Alkohol mehr über seine Lippen gekommen ist. Ich habe Peter sicher seit zehn Jahren nicht mehr gesehen, kann mich aber sehr gut an ihn erinnern. Ein richtig guter Mann für internationale Produktionen. Er spricht drei oder vier Sprachen. Selbst ich hatte großen Respekt vor seinem Alkoholkonsum. Er trank mehr als wir alle oder, besser, er trank regelmäßiger. Im Grunde stand er immer leicht oder mittelschwer unter Alkohol, machte seine Arbeit aber brillant. Später soll er dann wegen der Trinkerei fast jeden Job verloren haben. Er trank nicht mehr, er soff. Aber jetzt ist er wieder gut im Geschäft und seit Jahren bei den Anonymen Alkoholikern.

Ich spiele mit dem Gedanken, ihn anzurufen. Warum eigentlich nicht? Es ist kurz nach einundzwanzig Uhr. An einem Sonntagabend könnte er durchaus zu Hause sein. Nach dem vierten Cognac lasse ich mir das Telefonbuch geben und suche die Nummer raus.

Seine Stimme erkenne ich sofort, obwohl sie fast jünger klingt als vor zehn Jahren. Er verspricht, in einer halben Stunde auf einen Sprung in die Pinte zu kommen.

Zuerst erkenne ich ihn kaum. Er wirkt auf mich jugendlicher als früher. Wir hocken an einem Ecktisch. Er hat sich ein Wasser bestellt, und wir tauschen Erinnerungen aus. Ich habe natürlich Hemmungen, auf mein Thema zu kommen. Aber er sieht mir an, daß ich etwas auf dem Herzen habe, denn er macht es mir leicht, erzählt von sich, seinem Alkoholproblem und dessen Bewältigung. Und endlich habe ich genug Vertrauen, um mit ihm über Helens anfallartiges Zerstörungstrinken zu sprechen. Er nickt nur. Es scheint für ihn weder erschreckend noch besonders einzigartig zu sein. Ich erzähle von ihren Trinkpausen. Von ihren Versuchen – hin und wieder sogar erfolgreichen Versuchen –, kontrolliert zu trinken. »Wochenlang geht es manchmal gut, und ich schöpfe Hoffnung, fange langsam an, ihr wieder zu vertrauen, und dann bricht sie wieder ein.«

»Sie ist abhängig. Und es gibt für sie nur einen Weg, um da rauszukommen: Sie muß erkennen, daß sie keine Chance hat gegen den Alkohol. Sie kann ihr Wollen, das ja vom Gehirn gesteuert wird, nicht mehr kontrollieren, wenn sie gleichzeitig gegen ihr Gehirn Alkohol einsetzt.« Er zündet sich eine Zigarette an. »Wir Abhängigen haben alle eins gemeinsam: den Kontrollverlust. Bei uns wirkt Alkohol ähnlich wie bei anderen ein Allergie auslösender Stoff. Das zumindest ist der Erklärungsversuch für die physiologische Unverträglichkeit von Alkohol.«

Die Worte Allergie und Kontrollverlust prägen sich mir ein. Mit ihnen kann ich etwas anfangen, sie erklären mir endlich auch ein wenig Helens Unerreichbarkeit, wenn sie auf ihren Trip geht. Vielleicht gibt es doch einen Weg heraus aus dieser scheinbaren Aussichtslosigkeit, vielleicht muß auch ich umdenken.

Als Peter mich verläßt, bin ich ein ganz klein wenig hoffnungsvoller. Was er gesagt hat, klingt logisch. Ich kann es in dieser Form zum erstenmal verstehen und, was wichtiger ist, ich kann es akzeptieren. Übermorgen abend wird Peter Helen und mich zu einem offenen Meeting in die Psychiatrische

Klinik mitnehmen. Noch vor wenigen Stunden hätte ich mich geweigert, so einem Vorschlag überhaupt zuzuhören. Jetzt knüpfe ich zu meinem eigenen Erstaunen das erste bißchen konkrete Zuversicht an diesen Mittwochabend.

Katja

Helen erholt sich langsam. Morgens hat sie schon ein wenig gefrühstückt. Selbst Rocco spürt, daß es anfängt, ihr wieder besserzugehen. Er ist wie aufgedreht vor Freude. Noch sind ihre Bewegungen fahrig. Sie spricht zu schnell und klagt über ein Summen im Kopf, das sich hartnäckig hält. Im Küchenschrank habe ich hinter den Töpfen leere Bierdosen gefunden. Helen bittet mich, sie draußen in einen der städtischen Müllkörbe zu werfen. »Die Zimmermädchen haben schon genug mitbekommen«, befürchtet sie. Helen sieht krank aus trotz der leichten Sommerbräune. Ich spüre, daß sie mir dankbar ist vor allem dafür, daß ich versuche, ihr Mut zu machen. Sie erzählt von der Münchner AA-Gruppe. Schließlich war ihr alles so unsinnig vorgekommen, daß sie gar keinen Kontakt mehr zu den Leuten und ihren Aussagen hatte. »Ich fühlte mich ihnen am Schluß haushoch überlegen. Ich war ja gesund, *sie* waren die armen Süchtigen. Dennoch lief ich hin, eigentlich nur Pierre zuliebe. Vorher trank ich die letzten beiden Male grundsätzlich ein wenig und genoß dann unter ihnen das Hochgefühl, kontrolliert trinken zu können.«

So hatte sie ein halbes Jahr durchhalten wollen: in die Gruppe gehen und zu Hause gezielt gesellschaftsfähiges Trinken üben. Es schien ja auch eine Weile gutzugehen. Aber eben nur eine Weile. Sie seufzt: »Ich kapituliere, Katja, ich habe es endlich begriffen. Und trotz aller Erkenntnisse ist es nicht leicht, auf diese angenehme Möglichkeit der Bewußtseinsveränderung zu verzichten. Ich wollte mich ja nie betrinken, nur so ein kleines ganz privates Feuerchen anzünden in mir, ein bißchen rosarotes Licht von Zeit zu Zeit, den Alltag ein wenig reizvoller machen, mehr nicht.«

Abends gehe ich mit Pierre eine Kleinigkeit essen. Er bedankt sich für mein Kommen und erzählt mir von seinem Treffen mit einem Mitglied der Anonymen Alkoholiker am Abend vorher. Zwischen uns herrscht wieder der ehrliche, alte Ton.

»Du hast recht gehabt, Katja, ich hätte mich früher und intensiver mit Helens Alkoholproblem befassen müssen. Ich nehme an, ich wollte das ganze Thema schon aus Selbstschutz nicht an mich heranlassen. Ich habe mich immer hinter meiner Wut auf Helen verschanzt. Vielleicht hat gerade in meiner beruflichen Umgebung so mancher Angst davor, auch eines Tages am Glas zu kleben, und verdrängt die ganze Problematik daher um so gründlicher.«

Wir leeren gemeinsam eine Flasche Rotwein, ganz ohne schlechtes Gewissen, und versprechen uns, wieder besser Kontakt zu halten. Ich habe mich entschlossen, morgen nach Zürich weiterzufahren und eine Freundin zu besuchen, wenn ich schon einmal hier unten bin.

In dieser Nacht schläft Helen ein wenig besser. Ihr Gesicht ist noch immer schmal und hohläugig, aber wir lachen schon wieder gemeinsam und machen gegen Mittag, bevor die Hitze noch größer wird, einen Spaziergang in den nahen Park.

»Ich verspreche nichts mehr. Ich muß erst einmal wieder lernen, an mich selbst zu glauben«, sagt Helen, »aber wenigstens habe ich jetzt begriffen, daß ich das bin, was ich auf keinen Fall sein wollte, nämlich alkoholabhängig.«

Sie hat nur noch ein Ziel: so schnell wie möglich eine Therapie zu machen. »Zwei oder drei Monate wird Pierre auch mal ohne mich auskommen.«

Ich muß lachen. »Das ist doch nicht dein Ernst, daß die Sorge um Pierre dich zurückgehalten hat.«

»Doch«, sie nickt ganz ernsthaft, »doch, der Gedanke, ihn mit Rocco allein zu lassen, war wirklich einer der Gründe, warum ich mich immer gegen eine Therapie gewehrt habe. Und außerdem war ich bisher auch gar nicht davon überzeugt, daß sie nötig ist.« So vieles soll anders werden. Sie ist entschlossen, sich helfen zu lassen, nicht alles um jeden Preis allein schaffen zu wollen. Sie hat begriffen, daß auch ihre Beziehung zu Pierre auf neue Füße gestellt werden muß – auch er hat gelitten. Froh ist sie, daß er seine Einstellung geändert hat, daß er bereit ist, ihr bei den ersten Schritten zu helfen.

Als ich Helen zum Abschied in die Arme nehme, möchte ich ihr etwas von meinem Optimismus geben. Ich bin überzeugt, daß sie es schaffen wird, wenn ich von uns dreien im Moment auch noch die einzige bin, die daran glaubt.

Helen

Schon die zweite Nacht höre ich neben mir Katjas Atem. Ich muß an eine Nacht bei meinen Eltern in ihrem Haus in der Heide denken. Katja war damals gerade drei, und ich hatte sie abends in mein Bett gebracht. Als ich gegen Mitternacht zu ihr unter die Decke schlüpfte, ganz vorsichtig, um sie nicht zu wecken, schlang sie plötzlich ihren winzigen Arm um meinen Hals: »Mami, ich paß auf dich auf.« Ihre Stimme klang hellwach. Und so waren wir beide eingeschlafen, ihr kleiner schmaler Arm hatte unter meinem Hals gelegen.

Jetzt schläft eine selbstbewußte junge Frau neben mir. Ihre Nähe gibt mir wenigstens ein bißchen Vertrauen zu mir selbst, und nichts brauche ich im Augenblick dringender. Immer wieder versuche ich herauszufinden, wie es zu diesem tagelangen Trinkexzeß kommen konnte, aber ich finde keinen Ansatzpunkt. Ich weiß nicht, wann mein Verstand sich ausgeklinkt hat. Es gab keinen Anlaß, ich war nicht unglücklich oder übertrieben glücklich gewesen. Beides hätte Anlaß zum Trinken sein können. Mein Erinnerungsvermögen läßt mich absolut im Stich. Sicher, ich bin hier die meiste Zeit allein, Pierre kommt immer erst spät nach Hause, und dann ist er meistens zu müde, um noch irgend etwas mit mir zu unternehmen. Aber daran bin ich gewöhnt. Hin und wieder merkt man eben doch, daß Pierre fünfzehn Jahre älter ist als ich.

Im Grunde haben wir ein wenig den Kontakt zueinander verloren. Früher waren wir immer ehrlich miteinander. Jetzt vertraut er mir nicht mehr, ich habe ihn immer wieder enttäuscht.

Aber auch ich bin von ihm enttäuscht. Wie oft hat er versprochen, für etwas mehr Gemeinsamkeit zwischen uns zu sorgen. Es ist bei den guten Vorsätzen geblieben. Pierre lebt in der Welt seiner Phantasie und genügt, bis auf wenige Augenblicke, sich selbst. Sicher, er hat mich gern um sich, jemand der für frische Kleidung, Essen und auch Trinken sorgt. In dieser Beziehung ist er hilflos wie ein kleines Kind. Er hat auch gern Gesellschaft, ich meine, er mag die Anwesenheit eines menschlichen Wesens, dem er vertraut. Das bedeutet aber nicht unbedingt, daß dieses menschliche Wesen auch von ihm unterhalten wird. Er kann stundenlang träumen: in der Badewanne, im Sessel, beim Auf-und-ab-Laufen in den vier Wänden, sogar beim Autofahren vor einer roten Ampel. Und mich hat er dabei gern um sich. An mich ist er gewöhnt, mit mir darf er immer offen sein, ich bin meistens relativ pflegeleicht. Nur in letzter Zeit klappt das eben nicht mehr.

Und ich? Statt etwas zu ändern, habe ich immer wieder darauf gewartet, daß er etwas ändert. Ja, ich habe versucht, mit meinem Alkoholproblem fertig zu werden, aber im Grunde wollte ich gleichzeitig so weiterleben wie zuvor.

Ich begreife in dieser Nacht, daß nichts zu spät ist. Wir haben in unseren gemeinsamen Jahren so viele Punkte gesammelt, daß noch ein ansehnliches Guthaben da ist. Ich habe noch nicht die Kraft, konkrete Pläne zu machen. Immer ist da noch dieses Summen in meinem Kopf, etwas, das sich wie Watte über mein Denken stülpt. Körperlich bin ich immer noch schwach und zittrig, aber ich weiß, daß ich Glück gehabt habe, daß mich irgend etwas vor dem Allerschlimmsten bewahrt hat. Schlafen kann ich nicht, aber das habe ich auch gar nicht erwartet. Die Angstzustände nehmen an Intensität ab, und schon dafür bin ich dankbar. Diese schlaflosen Stunden sind nicht zu vergleichen mit den Nächten meiner ersten Ehejahre, in denen ich niemals vor dem Morgengrauen einschlafen konnte. Erst wenn der Himmel sich wieder hell färbte, wich damals der Alpdruck von mir, das Gefühl, in mir noch einmal in einer zweiten Haut zu existieren wie die Puppe in der Puppe.

Nacht für Nacht fühlte ich mich gespalten, hatte ich die Vorstellung, daß sich mein Fleisch von den Knochen löste, meine Kieferknochen nackt und bleich aus meinem Gesicht bleckten. Immer fuhr meine Hand an meinen Hals oder an die Handgelenke und suchte den Pulsschlag. Ich mußte mich vergewissern, daß ich noch lebte. Gott, ich bin dankbar, daß wenigstens dieser nächtliche Schrecken seit Jahren gebannt ist!

Wieder horche ich auf Katjas ruhige Atemzüge. Es tut so gut, sie neben mir zu spüren. Aber ich weiß auch, daß ich wieder lernen muß, allein zu sein. Es ist eine lange, aber eine ruhige Nacht. Noch immer kann ich die Sonne nicht gut vertragen, deshalb bleiben wir nicht lange im Park. Außerdem will Katja ihre Sachen packen. Mich kann man jetzt wohl wieder mir selbst überlassen. Ich packe das schon... Sie strahlt soviel selbstverständliche Kraft aus. Ich werde alles tun, um ihr Vertrauen in mich nicht zu enttäuschen.

Am späten Nachmittag kommt Pierre mit diesem Peter, den er von früher kennt und der seit fünf Jahren bei den Anonymen Alkoholikern ist. Vor ihm müßte ich mich eigentlich wirklich nicht schämen, und doch bin ich sehr verlegen, als er mir die Hand gibt. Die beiden Männer trinken Kaffee und erinnern sich an ihre letzte, jahrelang zurückliegende gemeinsame Produktion in Paris.

»Damals stand ich schon Tag und Nacht unter Wodka, ich konnte es allerdings mehr oder weniger gut verbergen.« Peter lacht. »Heute rühre ich nicht einmal mehr eine Schmerztablette an, so ändern sich die Dinge.« Er schlägt uns vor, mit der U-Bahn in die Klinik zu fahren, und Pierre stimmt zu. Ich wage nicht, etwas zu sagen, zu erklären, daß ich mich noch zu schwach fühle für die Öffentlichkeit, Angst vor meiner Angst habe, sondern beiße die Zähne zusammen.

Pierre sitzt mir in der U-Bahn gegenüber und lächelt mich an. Das ist wieder mein alter Pierre, in dessen Augen ich lesen kann.

In der Klinik gehen wir über anstrengend lange Korridore, steigen, wie mir scheint, endlos hohe Treppen hinauf. Überall grüßt man Peter, er scheint hier gern gesehen zu sein. Eine freundliche Atmosphäre herrscht hier, die mich aber nicht erreicht. Ich bin innerlich angespannt und trotzdem merkwürdig kraftlos.

Wir biegen um eine Ecke, und da sitzen sie, mindestens vierzig, vielleicht sogar fünfzig Menschen. Es ist kein Stuhl mehr frei für mich. Peter verschwindet und kommt lächelnd mit einem weißen Hocker zurück. Jetzt scheint auch Pierre leicht verunsichert, obwohl er mir mit einem Auge zuzwinkert.

Von Peter weiß ich, daß die junge Ärztin, die neben einem Kollegen auf einem Stuhl an der Wand sitzt, selbst alkoholabhängig ist. Natürlich lebt sie seit Jahren abstinent, sie gehört zu den AA. An dieses Wissen klammere ich mich. Das gibt mir ein wenig Kraft, meine Aufregung niederzuhalten. Ihr muß man nichts erklären, sie weiß ganz genau, wie es ist, wie ausgestoßen und minderwertig man sich fühlt. Sie kennt diese Selbstzweifel und Selbstanklagen. Aber sie hat es geschafft, sie hat es hinter sich gelassen, sie hat ihre Abhängigkeit besiegt – genau wie Peter. Fünf Jahre, mein Gott, wenn ich schon einmal auf fünf Wochen Nüchternheit zurückblicken könnte!

Neben mir sitzt eine dunkelhaarige, gepflegte Frau. Sie trägt eine Art Nobel-Dirndl, dazu kostbaren Schmuck. Nach Geld sieht sie aus, nur die Ruhe, die Leute mit genügend Geld oft ausstrahlen, fehlt ihr. Der Mann neben ihr muß zu ihr gehören. Auch er trägt Trachtenlook. Ganz offensichtlich unbehaglich, windet er sich in seinem Lodengrün. Immer wieder mustere ich die beiden verstohlen, sie passen einfach nicht in die Szene. Die anderen unterscheiden sich, bis auf ein paar krasse Ausnahmen, überhaupt nicht von einer Gruppe Kinobesucher oder Neugieriger auf der Straße. Sie haben zum Teil sogar einen jovial wirkenden Gesichtsausdruck. Langsam, das Meeting läuft schon eine Weile, komme ich dahinter: Einige der Teilnehmer sind Patienten hier im Hause. Andere wieder, so wie ich, sind durch Ärzte, AA-Mitglieder, vielleicht Sozialarbeiter oder einfach durch informierte Freunde hierhergekommen.

Pierre und Peter sind verschwunden. Ich muß mich jetzt allein behaupten. Was heißt behaupten! Ich muß einfach auf meinem Hocker sitzen bleiben, und das erscheint mir schwer genug. Soviel ist sicher, ich werde kein Wort sagen, nur zuhören.

Der Reihe nach werden verschiedene Männer und Frauen von den Ärzten nach ihrer Krankengeschichte gefragt.

Eine junge Frau erzählt, daß sie als Bedienung gearbeitet hat und so in den Alkoholmißbrauch hineingerutscht sei. Jetzt, nach einer schwierigen Operation, bei der sich wohl auch ihre Abhängigkeit herausgestellt hatte, war ihr Alkohol in jeglicher Form verboten worden. »Ich will aber nicht aufhören«, sagt sie immer wieder trotzig, »ich will wenigstens noch mein Weißbier trinken können.«

Ein anderer Mann berichtet von zwei klinischen Entzügen, immer wieder auftretenden epileptischen Anfällen, meint, man habe ihm sicher falsche Medikamente gegeben. »Eine andere Erklärung gibt es nicht«, sagt er mit unsicherer Stimme, »ich trinke doch kaum«. Einige der Zuhörer machen Zwischenrufe. Ich höre heraus, daß es auch eine alkoholische Epilepsie gibt. Das ist mir neu. Mir ist überhaupt eine Menge neu an diesem Abend.

Eine andere Frau erzählt von drei Entziehungskuren. Beim drittenmal hatte man ihr auch Tabletten entziehen müssen. Sie kommt nicht zurecht mit der Realität. Ihre Ehe steht auf der Kippe, den Job hat sie bereits verloren. Sympathisch sieht sie aus, kurzes helles Haar und dunkle, dezent geschminkte Augen. Wäre sie mir auf der Straße begegnet, ich wäre nie auf die Idee gekommen, daß auch sie ... Der Trachtenanzug neben mir wird immer unruhiger.

»Jeder, der zum erstenmal bei uns ist, kann sich melden. Anschließend stehen meine Kollegin und ich Ihnen zu einem persönlichen Beratungsgespräch zur Verfügung«, sagt der junge Arzt mit dem offenen Gesicht.

»Nun melde dich doch«, flüstert die Frau im Dirndl und stößt ihren Mann an, der jetzt einen roten Kopf bekommen hat. Zögernd hebt er die Hand und entpuppt sich, verlegen stammelnd, als Quartalstrinker: ein beruflich erfolgreicher Mann, den es alle zwei drei Monate einmal fürchterlich überkommt.

Tagelang ist er dann unterwegs. Weiß hinterher selbst nicht, wo er überall gewesen ist.

Ein junges Mädchen hebt zögernd die Hand. Zwanzig mag sie sein, kaum mehr. Sie ist tablettenabhängig. Nein, Alkohol trinkt sie nicht oder jedenfalls kaum. Es stellt sich schnell heraus, daß sie auch regelmäßig zuviel trinkt und schon einen Entzug hinter sich hat.

Jeder hat seinen eigenen Verdrängungsmechanismus bis zur Perfektion entwickelt. In einigen Antworten erkenne ich mich selbst wieder. Auch ich hatte mir Erklärungssysteme zurechtgebastelt, die aber bei den AA-Gruppen schon ziemlich aufgeweicht worden waren. Ich hätte mich auch melden müssen, aber ich kann es einfach nicht. Ich kann nicht vor all diesen Menschen sprechen. Mir ist der Schweiß ausgebrochen, ich weiß, daß meine Stimme versagen würde. Ich habe Angst davonzulaufen und stelle dankbar fest, daß Pierre und Peter wieder in meiner Nähe stehen.

Das Gespräch im großen Kreis ist endlich vorbei, ich bin schwach vor Erschöpfung. Peter spricht mit der Ärztin. Ich sehe, wie er auf mich zeigt. Sie nickt, tippt auf ihre Uhr, nickt wieder. Sie wird also auch mit mir sprechen, obwohl ich während des Meetings stumm geblieben bin.

Wartend hocken wir in dem sterilen, langen Korridor auf einer weißen Bank, flankiert von Zimmerpflanzen, die ihr Bestes tun, etwas Optimismus zu verbreiten. Vor uns öffnet sich hin und wieder eine der weißen Türen. Aus einer kommt eine Frau, jünger als ich, vielleicht Mitte Dreißig. Ihr Gesicht ist aufgedunsen, sie geht schleppend. Nach kurzer Zeit kommt sie mit einer Flasche Wasser in der Hand zurück. Aus der Nebentür schlurft wenig später ein sehr junger Mann, eigentlich ein Jugendlicher. Auch er hat ein gerötetes, verquollenes Gesicht. Zwei- oder dreimal beobachte ich dieses Kommen und Gehen. Immer werden Kaffeekannen oder Wasserflaschen mit in die Zimmer zurückgenommen.

»Die sind im Entzug«, erklärt uns Peter, »die brauchen jede Menge Flüssigkeit.«

Mein Gott, denke ich, die armen Schweine. Leidensgenossen, denke ich. Genausogut könntest du dich hier durchzittern. Noch mal Glück gehabt, denke ich und greife nach Pierres Hand. Wir warten länger als eine Stunde. Weil ich mich nicht gemeldet hatte, bin ich die letzte. Es ist mir egal. Hauptsache, ich kann mit der Ärztin sprechen.

Allein bin ich nicht mit der Ärztin. Ihr Kollege sitzt auch mit in der Ordination und stellt mir die ersten Fragen. Ich versuche, ehrlich zu antworten, merke aber, daß ich dem Mann gegenüber große Hemmungen habe. Er hat natürlich sofort die blauen Flecken entdeckt, die ich mir beim Fallen irgendwann in diesen durchtaumelten Tagen zugezogen habe, und spricht mich darauf an. Es gibt wirklich nichts zu beschönigen. Dann übernimmt sie das Gespräch, und er macht Notizen, scheinbar eine Art Krankenblatt, das angelegt wird. Ich spreche zögernd über mein anfallartig auftretendes, tagelanges Trinken. Versuche zu verharmlosen, weil mich meine eigene Schilderung erschreckt, und meine, Verständnis in den Augen der jungen Ärztin zu entdecken. Es hilft mir, zu wissen, daß sie weiß, wovon ich spreche.

Ich erzähle, daß ich seit etwa vier Wochen in AA-Gruppen gehe, aber leider noch keine Gruppe gefunden habe, in der ich mich wirklich dazugehörig fühle. Da wir beruflich immer wieder auf Reisen gehen mußten, wechselten die Gruppen ständig. Sie schlägt mir eine Therapie vor, und ich stimme sofort zu. Sie plädiert für eine Acht-Wochen-Therapie mit anschließendem Partnerschaftsseminar.

Mein Blutdruck wird gemessen, mein Herz abgehorcht. Beides scheint sie nicht sonderlich zufriedenstellend zu finden. Sie schüttelt besorgt den Kopf: »Absolute körperliche Schonung brauchen Sie. Im Augenblick sind Sie nach unseren Erfahrungen extrem rückfallgefährdet. Am liebsten würde ich Sie hierbehalten, Sie sind in ziemlich schlechter Verfassung.«

Aber sie hat kein Bett frei, und ich bin froh darüber, denn wir wollen in zwei Tagen zurück nach Hause, und wir freuen uns darauf. Für mich heißt das allerdings auch anstrengendes

Packen. Sie empfiehlt, sich sofort mit der Krankenkasse oder der BfA in Berlin in Verbindung zu setzen, je nachdem wer die Therapie bezahlt. Sollte ich allerdings privat gehen, gäbe es so gut wie gar keine Probleme, höchstens drei oder vier Wochen Wartezeit müßte ich in Kauf nehmen. »Leider sind die guten Fachkliniken fast immer ausgebucht, man muß eigentlich überall mit einer Wartefrist rechnen.«

Als ich ihr die Klinik nenne, in die ich am liebsten gehen würde, lächelt sie mich aufmunternd an. Ich weiß, daß auch sie dort gewesen ist.

Bisher hatte ich jeden Gedanken an eine Therapie immer weit von mir geschoben. Ich wollte nicht so lange von Pierre getrennt sein, den Staat kein Geld kosten, es eben allein schaffen. Für mich war mein ganzes Alkoholproblem bisher ja eine Willenssache gewesen. Aber jetzt hat mich das Mißtrauen gegen mich selbst so gepackt, daß ich nur noch einen Gedanken habe: Ich will so schnell wie möglich in die Obhut kompetenter Leute kommen.

Für den nächsten Morgen macht die Ärztin mir einen Termin mit einer Psychologin hier in der Klinik. Ich verspreche, um zehn Uhr zu dem Gespräch zu kommen. Die Psychologin wird mir einen ärztlichen Befund-Bericht machen und so schnell wie möglich an meine Heimatadresse nachschicken. Ich soll schon mal mit dem Leistungsträger sprechen, den Psychologen-Bericht einfach ankündigen und später nachreichen. »Wichtig ist, daß Sie jetzt keine Zeit verlieren.«

Vor lauter Erleichterung stehen mir Tränen in den Augen. Meine Stimme ist unsicher. Ich bin am Ende meiner Kraft, und immer noch ist dieses unüberhörbare Summen in meinem Kopf. Ob das denn niemals wieder aufhört? Die Ärztin begleitet mich hinaus auf den Flur, der sich bis auf Peter und Pierre inzwischen geleert hat. Sie gibt Pierre die Hand und bittet ihn, auf mich achtzugeben: »Ihre Frau ist in einem kritischen Zustand. Wenn ich ein Bett frei hätte, würde ich sie hierbehalten, aber leider...«, sagt sie mit bedauernder Handbewegung.

Sie fragt Pierre, ob er mich morgen früh begleiten kann. Es

sei wichtig, jetzt alles schnell in die Wege zu leiten. »Ihre Frau ist motiviert, und darum sollte auch sofort etwas geschehen.«

Ich bekomme nicht mehr mit, worüber Peter und sie sprechen, stehe nur da, höre auf das stetige Summen in meinem Kopf und starre vor mich hin. Ich kann nicht mehr. Die Vorstellung, jetzt wieder in die U-Bahn steigen, mich zwischen fremde Menschen mischen und einen völlig normalen Eindruck machen zu müssen, schnürt mir die Kehle zu. Ich habe Angst, hysterisch zu werden, klammere mich an Pierre und stammle etwas von »Taxi nehmen« und »bitte nicht wieder all die Menschen« und beginne haltlos zu weinen. Peter legt mir die Hand auf den Arm, während Pierre sich bei ihm bedankt.

»Da drüben ist ein Taxistand«, sagt er und verabschiedet sich von uns, »dann seid ihr gleich zu Hause.«

Im Taxi greife ich nach Pierres Hand und ringe mühsam um meine Fassung. Neben aller Ausgelaugtheit ist Hoffnung in mir. Man wird mir helfen. Und ich bin endlich so weit, es zuzulassen. Hilfe anzunehmen. Ich bin bereit, mich anderen anzuvertrauen, denn mein Selbstvertauen ist zutiefst erschüttert.

Pierre ist direkt fürsorglich. So kenne ich ihn gar nicht. Er besteht darauf, daß ich mich sofort hinlege. Sein Gesicht trägt immer noch den nachdenklichen Ausdruck, den es angenommen hat, als die Ärztin sich mit ihm unterhielt. Übermorgen werden wir nach Hause fahren, und dann werde ich meine Therapie bekommen.

Pierre

Schade, daß Katja nicht länger bei uns geblieben ist, aber ich kann auch verstehen, daß sie die Semesterferien noch ein wenig ausnutzen möchte. Mir scheint, daß unsere Beziehung wieder ohne Mißtrauen und falsche Töne ist. Es hat mich immer ein wenig stolz gemacht, daß Helens Tochter mich gern hat. Und natürlich tut es meiner männlichen Eitelkeit gut, mit ihr gesehen zu werden. Helen weiß das, und es amüsiert sie, glaube ich.

Peter muß jeden Augenblick kommen. Hoffentlich geht dieser Klinikbesuch gut aus. Im Grunde habe ich gar keine Vorstellung, wie sie Helen helfen können. Vielleicht muß sie auch gleich dableiben, einfach aus Sicherheitsgründen, damit sie nicht wieder trinkt. Aber sie hat nach solchen Trips immer längere Trinkpausen eingelegt. Ich nehme an, sie kann einfach nicht mehr trinken, selbst wenn sie es wollte. Mein Gott, sieht sie mitgenommen aus, obwohl sie sich alle Mühe gegeben hat mit ihrem Make-up. Aber die innere Lampe brennt nicht, und diese Art Licht kann man eben doch nicht aus Creme- oder Farbtiegeln zaubern.

Das hätte ich mir auch nicht träumen lassen, daß ich meine Frau einmal in eine Nervenklinik zu einem Alkoholikertreffen begleiten muß. Ich möchte wirklich wissen, ob sie sie gleich dabehalten? Irgendwie drängen sich mir Bilder aus Filmen wie »Schlangengrube« oder »Verlorenes Wochenende« auf. Sie werden Helen doch nicht einsperren? Sie ist doch sonst ein ganz vernünftiges Wesen. Wenn dieser Abend erst einmal hinter mir liegt, sehe ich wahrscheinlich endlich klarer. Gott allein weiß, wie froh ich bin, daß sie sich jetzt für eine Therapie entschieden hat, und das ganz ohne mein Dazutun. Natürlich hätte ich es schöner gefunden, wenn es gar nicht nötig gewesen wäre. Was erzählt man den Freunden, wenn sie nach ihr fragen? Das Gequatsche in unseren Kreisen höre ich schon, und die Schadenfreude bei einigen kann ich mir unschwer vorstellen. »Stell dir vor, seine Frau säuft. Die Ärmste, wird schon ihre Gründe haben! Hoffnungslos soll es ein, absolut hoffnungslos, sie ist in einer Anstalt.«

So lange wie möglich müßte es vertuscht werden, das ist klar. Ich müßte mir etwas einfallen lassen. Zum Beispiel könnte sie bei ihren Kindern in Hamburg sein. Das würde durchaus glaubwürdig wirken. Falls es wirklich so weit kommt, müssen Helen und ich uns genau absprechen. Wer den Schaden hat, braucht für den Spott... und so weiter. Wir leben aber auch in einer widerlichen Atmosphäre von beruflicher Mißgunst und Intrige. Da wäre eine saufende Ehefrau geradezu ein Geschenk des Himmels für einen Neider.

»Ich bin so dankbar, daß du mitkommst, Pierre«, sagt Helen, »ich weiß, daß es für dich sehr schlimm ist.«

So ganz recht hat sie nicht. Schlimmer wäre es für mich, wenn sie wieder versuchen würde, allein mit diesem verdammten Alkoholproblem fertig zu werden. Einigemale schon war ich überzeugt, daß uns nur die Trennung bleibt. Ob sie sich daran erinnert, daß wir darüber gesprochen haben? Kaum, sie war zu betrunken. Wenn ich nur daran glauben könnte, daß sie wirklich krank ist, es würde alles für mich so viel einfacher machen.

Peter kommt, und Helen kocht uns Kaffee. Die beiden sind sich noch nie begegnet, und Helen reagiert, anders als Peter, etwas verlegen. In der U-Bahn sitzt Helen mir gegenüber, und einen Moment lang ist wieder das vertraute Gefühl der Zusammengehörigkeit zwischen uns.

Wenn man ihr doch nur helfen könnte. Ich wünsche es uns beiden so sehr.

Die Klinik ist ein ziemlich bombastischer Bau aus der Zeit vor dem Zweiten Weltkrieg, mit imposanten breiten Treppen und großzügigen Korridoren.

Peter scheint hier ganz schön bekannt zu sein. Alle Welt begrüßt ihn freundlich. Das gibt ihm ja direkt Auftrieb. Naja, fünf Jahre kein Tropfen Alkohol in unserer Gesellschaft, das ist schon eine beachtliche Leistung. Ich denke, daß ich das ganz gut beurteilen kann.

Helen neben mir scheint immer kleiner zu werden. Sie sieht wirklich elend aus, aber das hier kann ihr niemand abnehmen. Peter hat eine Sitzgelegenheit für sie organisieren müssen, so viele Menschen haben sich hier versammelt. Ein offenes Klinik-Meeting nennt sich das. Jeder, der Suchtprobleme hat, kann hierherkommen. Peter lacht mit einer hübschen jungen Frau, sie gehört scheinbar zum Klinikpersonal, während Helen sich bleich an ihrem Hocker festhält. Ängstlich mustert sie die Menschen um sich her.

»Die Frau auf dem Stuhl im weißen Kittel«, Peter flüstert es, »ist die Ärztin, von der ich erzählt habe. Ihr Kollege weiß übrigens selbst erst seit kurzer Zeit, daß sie zu uns gehört.« Er räuspert sich: »Ich meine, daß sie abhängig ist. Was glaubst du, wie froh wir sind, hier endlich eine Ärztin zu haben, der man nicht alles erklären muß.«

Ob denn auch Ärzte Schwierigkeiten haben, das Problem Alkoholismus zu verstehen? Es scheint so. Wenn ich mich zurückerinnere, wie unser Dr. Kurz damals bei Helen reagiert hat, bin ich eigentlich ganz sicher. Bei ihm hatte ich das Gefühl gehabt, es sei ihm vor allem peinlich gewesen. Vielleicht fühlte er sich auch einfach nur nicht zuständig für diese Art menschlichen Fehlfunktionierens. Ich hatte jedenfalls den Eindruck, daß er mich ganz einfach für Helens Trinkerei verantwortlich machte. In solchen Fällen hat dann eben der Partner versagt. Auch eine Erklärung.

Peter und ich gehen auf den Korridor hinaus, erinnern uns ein bißchen an gemeinsames Arbeiten und lassen Helen zwischen all den Menschen allein. Winzig und verloren hockt sie da und sieht mir mit flehenden Augen nach.

Als wir auf das Gespräch mit der Ärztin warten, lasse ich noch einmal die Bilder der letzten Stunde Revue passieren.

Eigentlich fiel, so rein optisch, kaum jemand aus dem Rahmen. Sogar einige hübsche Frauengesichter haben sich mir eingeprägt. Vielleicht ja auch nichttrinkende Partner – was weiß man schon? –, Helen sieht man ja auch nur manchmal etwas an. Ich habe ein flaues Gefühl im Magen, als Helen die Tür zum Sprechzimmer hinter sich zuzieht.

Mir scheint, sie bleibt besonders lange drin. Nur am Rande registriere ich, was Peter mir erzählt. Es scheint um eine Israelreise zu gehen, die er und seine Frau so genossen haben. Hoffentlich können sie ihr helfen, denke ich immer wieder, ohne die geringste Vorstellung davon, wie diese Hilfe wohl aussehen könnte. So ein kleines Wunder müßte geschehen. Aber wie? Ich habe keine Ahnung. Ich habe es mir schon als Halbwüchsiger abgewöhnt zu beten, darauf kann ich jetzt nicht plötzlich zurückgreifen.

Nach einer sehr langen Viertelstunde kommt Helen endlich aus der Tür. Hinter ihr die Ärztin. Eine gutaussehende Frau, Mitte Dreißig mag sie sein. Ein direkter Blick aus grauen Augen mustert mich. Sie gibt mir die Hand. Ich bin beeindruckt. Diese Frau soll Alkoholikerin sein? Unvorstellbar. Aber weiß ich nicht auch genau, daß kaum jemand in unserem Bekanntenkreis es von Helen glauben würde? Man würde es für einen besonders schlechten Witz halten, wenn ich es behauptete. Einige wissen es natürlich, aber glücklicherweise immer noch nur einige wenige.

Ob ich sie morgen früh um zehn Uhr wieder in die Klinik begleiten könne? Sie werde einen Termin mit der Psychologin verabreden.

Ich habe eigentlich ein wichtiges Gespräch beim Fernsehen, verspreche ihr aber, mitzukommen! Das wird sich schon irgendwie arrangieren lassen. Sie lächelt mich an, wendet sich dann noch an Peter.

Es ist also möglich, denke ich, es ist möglich, von dieser Sucht loszukommen und als geistig gesunder, körperlich attraktiver Mensch wieder richtig zu funktionieren? Ich sehe es mit meinen eigenen Augen und bin unbeschreiblich erleichtert.

Warum hatte nicht schon Peters Anblick mich von dieser Möglichkeit überzeugen können? Mache auch ich einen Unterschied zwischen einem trinkenden Mann und einer trinkenden Frau?

Das soll anders werden, nehme ich mir vor. Ich will begreifen, daß die Alkoholkrankheit nicht Männer oder Frauen trifft, sondern Menschen.

Helen hat sich gut gehalten, aber nachdem die Ärztin sich verabschiedet hat, kann sie nicht mehr. Sie weint, hält sich an mir fest und möchte nur noch schnell zurück ins Hotel. Wir nehmen ein Taxi, und ich sorge im Appartement dafür, daß sie sich sofort hinlegt. Ich fühle, wir haben beide heute abend einen wichtigen Schritt getan. Und was noch wichtiger ist: wir haben ihn gemeinsam getan.

Helen

Niemals hat München mir besser gefallen, aber ich habe München auch niemals lieber verlassen. Im Rückspiegel werden die Häuser rechts und links der Leopoldstraße immer kleiner. Wir kommen auf die Autobahn, die Geschwindigkeit nimmt zu, und endlich findet auch Rocco auf dem Rücksitz Ruhe, sich wenigstens einmal hinzusetzen. Ein anstrengender Hund, jedem Artgenossen auf der Straße erklärt er im Vorbeifahren den Krieg. In meinem Kopf summt es ein wenig leiser, nicht mehr ganz so penetrant, aber deutlich und unaufhörlich. Ich wage nicht mehr, darüber zu klagen, weil ich einfach Angst habe, einen Teil meines Gehirns kaputtgetrunken zu haben. Auch Wattereste scheinen mein Denken immer noch zu behindern. Nichts ist so ganz konkret, alles ein wenig vage. Beängstigend finde ich das, immerhin habe ich seit fünf Tagen keinen Tropfen mehr angerührt. Ich müßte doch längst wieder einen klaren Kopf haben. Natürlich schlafe ich noch sehr schlecht, das ist normal, es macht mir auch keine wirklichen Sorgen. Aber dieser Kopf! Die angstvolle Vorstellung, nie mehr klar umrissen denken zu können, läßt mir sofort den Schweiß aus allen Poren brechen. Wenn ich endlich wieder richtig schlafen kann, gibt sich das schon, versuche ich mich zu beruhigen.

Pierre muß sich auf den Verkehr konzentrieren. Es ist Freitag, und die Autobahn ist, wie immer zum Wochenende, mehr als gut befahren. Es ist völlig egal, ob man über Stuttgart oder über Nürnberg und Frankfurt fährt, seine sechs Stunden braucht man so oder so. Am späten Nachmittag fängt es noch an zu regnen. Wir wären schon eine ganze Ecke weiter, wenn wir nicht beim Start Schwierigkeiten mit dem Motor gehabt hätten. Der Wagen wollte einfach nicht anspringen. Pierre befürchtet, daß er irrtümlich aufs Gas gegangen ist. Er vergißt immer wieder mal, daß der Wagen eine Startautomatik hat.

Gestern morgen waren wir noch einmal gemeinsam in der Klinik. Um Punkt zehn Uhr, wie abgesprochen, standen wir im Korridor, der jetzt voller Sonnenlicht war. Beim bloßen Gedanken an das bevorstehende Gespräch spielte mein Bauch verrückt. Ich rannte sicher schon zum drittenmal auf das Besucher-WC. Das ist wieder typisch für mich, dachte ich resigniert. Die ganze Angelegenheit ist so schon demütigend genug, aber dir reicht das noch nicht, dich muß man wahrscheinlich noch vom Klo holen. Und genau das passierte. Die Tür öffnete sich plötzlich, und eine Frauenstimme rief fragend meinen Namen. Als ich verschüchtert antwortete, wurde mir mitgeteilt, daß die Psychologin bereits auf mich warte.

Ich bin sicher, daß ich während des Gesprächs abwechselnd rot und weiß wurde, obwohl meine Gesprächspartnerin, eine noch junge freundliche Frau, sehr kompetent wirkte und Ruhe ausstrahlte. Sie hatte gefragt, ob Pierre bei dem Gespräch anwesend sein solle, und ich hatte nur genickt. Warum denn nicht, er wußte ohnehin alles. Ein wenig beunruhigt war ich bei dem Gedanken, daß auch über unsere Ehe gesprochen werden würde. Aber egal, zu verbergen gab es nichts. Eines wenigstens hatte ich bei den AA gelernt: Ehrlichkeit ist die Voraussetzung für Änderungen.

Pierre sah man an, daß er für seine Person ein absolut reines Gewissen hatte, ihm war jedes Thema recht. Es wurde ein Gespräch zu dritt, bei dem ich zuerst kaum etwas sagte, sondern ziemlich erfolglos mit den Tränen kämpfte und ein Taschentuch nach dem andern zerknüllte.

»Und welche sozialen Kontakte hat Ihre Frau?« wollte die Psychologin wissen.

»Wieso sozialen Kontakte?« Pierre schien irritiert. »Sie arbeitet manchmal mit mir an Drehbüchern, sie korrigiert jede von mir geschriebene Seite. Sie hören ja, mein Deutsch ist fehlerhaft, meine Muttersprache ist nämlich Französisch, ohne Helens Hilfe geht nicht ein Brief aus dem Haus.«

»Ach so ist das. Aber welche sozialen Kontakte haben Sie außerdem noch?« Diesmal hatte sie sich direkt an mich gewandt.

Ja, welche? Mir liefen unaufhaltsam die Tränen über das Gesicht. Pierre sah ratlos aus. Er verstand gar nicht, was die junge Frau wollte. Aber ich hatte sie ganz genau verstanden. Ich wischte an meinen Augen herum, stotterte Unzusammenhängendes und bat Pierre schließlich, er möge hinausgehen. Er schien tief betroffen, ging aber wortlos.

Und jetzt redete ich, immer wieder gegen meine Tränen ankämpfend. »Scheinbar hat er wirklich keine Ahnung davon, wie einsam ich oft bin. Ständig habe ich etwas daran ändern wollen, aber nie die Kraft dazu gefunden. »Schließlich war ich sogar auf einen Hund gegen das Alleinsein verfallen. Es hatte sich jedoch gezeigt, daß der Hund sich zum Bumerang entwickelte, denn jetzt war ich nicht nur allein mit Hund, sondern auch noch angebunden durch das Tier. Ja, ich hatte tatsächlich einige Menschen durch Rocco kennengelernt, aber es war immer nur bei belanglosen Höflichkeiten geblieben. Eine wirkliche Bekanntschaft hatte ich nicht gemacht. Möglich, daß es an mir lag. Ich war so schüchtern geworden in den letzten Jahren, so ganz ohne Selbstwertgefühl. Sicher, ich arbeitete gern mit Pierre. Wir hatten auch schon zwei Taschenbücher zusammen geschrieben, aber das lag drei Jahre zurück. Dazwischen gähnte die schreckliche Zeit der Arbeitslosigkeit, der Depression, in die wir uns beide völlig zurückgezogen hatten. Tatsache war, daß ich mir nichts mehr zutraute, daß ich nicht mehr lebte, sondern die Tage hinter mich brachte, sie einfach abhakte. Hin und wieder glaubte ich noch, auf etwas Bestimmtes zu warten, aber ich wußte nicht mehr genau, was es eigentlich war.

So oder so ähnlich hatte ich versucht, ihr meine Situation zu erklären. Ich befürchtete schon, daß jetzt so etwas wie: »Aha, das Grüne-Witwen-Syndrom« oder ähnliches von ihr kommen würde, aber sie sah mich nur an und schwieg.

»Bitte, ich möchte, daß mein Mann wieder dabei ist, er soll

sich nicht ausgeschlossen fühlen. Es geht ja nicht gegen ihn«, bat ich.

Pierre kam mit unbewegtem Gesicht wieder ins Zimmer, und wir unterhielten uns zu dritt über die inzwischen doch recht guten Erfolgschancen einer Behandlung. Sie empfahl mir eine acht- bis zehnwöchige Therapie mit anschließendem Partnerseminar, dabei sah sie zu Pierre hinüber und meinte lächelnd: »Es wird auch Ihnen guttun, glauben Sie mir.« Nachdem sie versprochen hatte, den Befund-Bericht so schnell wie möglich an unsere Heimatadresse zu schicken, tröstete sie mich: »Sie haben gute Aussichten, gesund zu werden, glauben Sie mir. Wir können heute Gott sei Dank eine Menge gegen die tückische Alkoholkrankheit tun.« Das sagt sie sicher zu allen, fuhr es mir durch denn Kopf, aber es tat trotzdem gut.

»Hoffentlich schickt sie den Bericht sofort«, habe ich laut gedacht.

»Was hast du gesagt?« fragt Pierre abwesend.

»Ich hoffe, daß die Psychologin den Bericht so schnell wie möglich schickt, damit ich sofort alles in die Wege leiten kann für die Therapie.«

Es klingt ganz gut, wie ich das so formuliere, aber wie ich es ab Montag wirklich umsetzen will, davon habe ich noch keine Vorstellung. Zuerst einmal werde ich den Sozialarbeiter anrufen, mit dem ich mich vor fast einem Jahr schon einmal unterhalten habe. Diesmal wird er mir glauben müssen, daß ich alkoholabhängig bin. Dr. Kurz werde ich wohl nicht wieder auf mein Problem ansprechen. Zu deutlich habe ich noch in Erinnerung, wie völlig desinteressiert er mich ansah, als ich, nachdem er mich zu Hause in diesem schrecklichen Zustand erlebt hatte, zum erstenmal wieder in seine Praxis kam. »Über mein Alkoholproblem würde ich noch gern mit Ihnen...« Weiter war ich noch nicht gekommen, als die Helferin wieder hereinkam. Er reagierte überhaupt nicht auf mich, und ich hielt beschämt den Mund. Wahrscheinlich will er damit nichts zu tun haben, dachte ich damals, halb enttäuscht und halb froh, daß ich vor der Helferin nicht weitersprechen mußte. Inzwischen weiß ich natürlich längst, daß er meine auffälligen Angst- und Unruhezustände damals genau richtig erkannt, es aber vorgezogen hatte, zu schweigen. Und ich hatte mir erfolgreich eingeredet, einfach mit den Nerven am Ende zu sein.

Diesmal werde ich keine Ausflüchte mehr machen. All die Erklärungen, Verharmlosungen, Beschwichtigungen hatten mir nur die Sicht für mein wirkliches Problem verstellt. Und selbst, als mir endlich zu dämmern begann, was mit mir los war, war mir keine Anstrengung zu groß gewesen, um mich immer wieder vor der endgültigen Erkenntnis zu drücken. Alles Anstrengungen in die falsche Richtung, denkt mein summender Kopf, so überflüssig wie ein Kropf.

Es ist weg. Dieses stetige, enervierende Summen in meinem Kopf ist heute morgen tatsächlich weg. Eine erste Nacht im eigenen Bett, und ich habe das Gefühl, daß es aufwärtsgeht mit mir. Sicher, ich bin noch immer sehr nervös, muß mich zusammennehmen, um nicht bei jeder Gelegenheit in Tränen auszubrechen, aber insgesamt fühle ich mich heute viel besser. Während ich mit einem überglücklichen Rocco – jeder so lange entbehrte heimische Baum wird auf Hundeart von ihm begrüßt – den üblichen Morgenspaziergang mache, überlege ich mir einen Schlachtplan für den Tag. Pierre bleibt genau eine Woche zu Hause, bevor er wieder auf Drehreise geht. Voraussichtlich bleibt er zehn bis zwölf Wochen weg. Die endgültige Fertigstellung ist anschließend in einem Münchner Studio. Diesmal werde ich nicht mit ihm in München sein, diesmal werde ich, wenn alles gutgeht, in diesen Wochen meine Therapie machen, ein neuer Mensch werden. Pierre und ich werden uns Zeit lassen mit unserem neuen Anfang, aber ich bin voller Optimismus, daß wir es schaffen. Die Trennung wird uns beiden guttun. Beide werden wir Zeit haben, über unser bisheriges gemeinsames Leben nachzudenken. Immerhin zehn Jahre – die kann niemand so einfach auslöschen.

Das wichtigste ist jetzt, daß es mit dem Therapieplatz klappt, daß ich so schnell wie möglich in die Fachklinik komme. Pierre und ich sind wild entschlossen, alle denkbaren Schwierigkeiten in dieser einen Woche aus dem Weg zu räumen.

Zu allererst spreche ich mit dem Sozialarbeiter, Herrn Burger, mit dem ich damals, nach meinem Verschwinden aus dem Krankenhaus, ein Gespräch geführt habe, das, wie ich heute weiß, voller Mißverständnisse war. »Sie und Alkoholikerin«, hatte er amüsiert auf meine nervösen und zusammenhanglosen Schilderungen hin gemeint, »da müßte die Hälfte meiner Kollegen sich wahrscheinlich ernsthaftere Sorgen machen als Sie.« Ich hatte mich von ihm beruhigen lassen, und wie leicht ich zu beruhigen gewesen war! Seine Worte hatten mir so gut getan, richtig dankbar war ich ihm gewesen.

Der Selbstbetrug lief auf vollen Touren. So ein Sozialarbeiter muß es doch wissen, der hat doch einschlägige Erfahrungen, kommt zwangsläufig auch mit Alkohol- und Drogensüchtigen in Berührung.

»Eine halbe Flasche Calvados ist allerdings verdammt viel für eine zierliche Person wie Sie.« Er hatte fast verschwörerisch gelacht. »Sind Sie sicher, daß Sie allein getrunken haben?« Daß ich mich nicht einmal daran erinnern konnte, daß ich überhaupt getrunken hatte, fand er bei der großen Alkoholmenge ganz normal. Ich hatte geschwiegen, obwohl ich es damals eigentlich schon besser gewußt hatte.

Herr Burger erinnert sich vage. Nein, im Augenblick hat er leider keine Zeit. So gegen Mittag soll ich es noch einmal probieren. Und dann findet er wirklich einen Moment Zeit für mich. Gerade genug, um mir klarzumachen, daß er für mein Problem nicht zuständig ist. Ich muß in der Münchner Klinik irgend etwas in den falschen Hals bekommen haben. Ja, er glaubt mir ja, daß von einem Sozialarbeiter die Rede war, aber es muß sich dabei um den Sozialarbeiter meiner Krankenkasse handeln. Dort soll ich mal anrufen. Ich bedanke mich bei ihm, begreife, daß er recht hat, in meiner damaligen Verfassung habe ich etwas falsch verstanden.

Ich rufe die nette Dame in der Bezirksstelle unserer Krankenkasse an. Vorsichtig erkundige ich mich erst einmal nur danach, wer die Kosten für eine Kur übernimmt.

»Was für eine Kur?« will sie natürlich wissen.

Ich nehme meinen ganzen Mut zusammen und sage ihr, worum es sich handelt. Ihre Stimme bleibt unverändert freundlich, als sie mir erklärt, daß in so einem Fall eigentlich die Bundesversicherungsanstalt für Angestellte in Berlin der Leistungsträger sei. Ob ich mich mit denen schon in Verbindung gesetzt hätte?

Nein, habe ich nicht, würde ich aber sofort machen. Diese ersten beiden wichtigen Telefonate haben meine Kräfte aufgezehrt. Heulend vor Scham und Schwäche hocke ich vor dem Telefon auf dem Fußboden und rede mir selbst gut zu. Ich bin nicht die einzige, wenn es mir im Augenblick auch so vorkommt, die sich der Wahrheit über sich selbst stellen muß. Ich will es schaffen und das alles hinter mich bringen. Am meisten Angst macht mir der enorme Zeitdruck. Ich fürchte, daß Pierre wieder wegfährt und ich noch immer verzweifelt nach einem Therapieplatz oder Leistungsträger suche.

Von der Auskunft bekomme ich die Nummer der BfA in Berlin. Eine Dame, mit der man mich nach gezielten Fragen verbunden hat, klingt ausgesprochen herb: »Einen Therapieplatz für Sie? Sind Sie berufstätig?«

»Nein, ich bin nicht berufstätig.«

»Sie wissen aber doch sicher, daß Sie mindestens fünf Jahre berufstätig gewesen sein müssen, um Anspruch auf einen von uns bezahlten Therapieplatz zu haben«, sagt sie kühl.

Nein, das wußte ich nicht. »Ja, aber mein Mann«, versuche ich es eingeschüchtert weiter, »zahlt doch schon so viele Jahre...«

»Ach, es geht um Ihren Mann«, unterbricht sie mich kühl.

»Nein, aber ich dachte, wenn er zahlt, hätte ich vielleicht...«

»Ansprüche Ihres Mannes sind nicht auf Sie übertragbar«, belehrt mich die Dame in Berlin.

»Nein, das Ganze ist ein Mißverständnis.« Ich stottere

bereits und überlege fieberhaft, ob ich überhaupt fünf Jahre BfA-Zahlungen zusammenbekomme. Kaum, es wird knapp. »Ich rufe Sie wieder an«, bringe ich schließlich hervor und lege den Hörer mit zitternder Hand auf die Gabel.

Ich habe keine fünf Jahre nach Berlin gezahlt, und Pierre, der länger als fünfzehn Jahre in Deutschland ist und immer brav gezahlt hat, kann mir von seinen Ansprüchen nichts abgeben. So sieht das also aus! Mein Elan ist ganz schön gebremst. Im Moment bin ich ratlos.

»Wenn Sie natürlich privat bezahlen, gibt es keine Schwierigkeiten, höchstens mit der Wartefrist«, höre ich die Stimme der Ärztin. Verlockend ist der Gedanke. Niemanden mehr fragen oder bitten zu müssen, einfach hingehen in eigener Verantwortung und mit eigenem Geld zu zahlen. Die Sache hat nur den Haken, daß ich nicht annähernd so viel eigenes Geld habe, wie eine Therapie kosten würde.

Abends, ich bin erschöpft, als hätte ich Schwerstarbeit geleistet, schlägt Pierre vor, noch einmal mit der Krankenkasse zu sprechen. »Und, wenn das auch nicht hinhaut«, meint er entschlossen, »gehst du eben als Privatpatientin. Gehen wirst du jedenfalls, das verspreche ich dir!« Ich antworte ihm nicht. Für mich kommt eine private Therapie eigentlich nicht in Frage, aber ich brauche Hilfe, davon bin ich überzeugt. Vielleicht weiß Jürgen, den ich heute abend in meiner AA-Gruppe treffen werde, Rat. Mit dieser Hoffnung tröste ich mich erst einmal.

Pierre

Ich genieße es mal wieder, zu Haus zu sein, wenn auch leider nur für wenige Tage. Helen scheint es diesmal wirklich ernst zu sein mit der Klinik und der Behandlung. Sie sieht immer noch reichlich mitgenommen aus, hat sich aber schon ans Telefonieren gemacht. Es gibt Amüsanteres, das steht fest, aber sie hält sich tapfer.

Diese Therapie scheint mir die letzte Chance für uns beide. Eine durch Alkohol veränderte Helen kann und will ich nicht länger ertragen. Allein die Angst beim Nachhausekommen, wenn ihre Stimme schon am Telefon matt und verwischt geklungen hatte. Ich wußte natürlich jedesmal sofort Bescheid, aber sie erklärte diese Stimme immer mit einer Erkältung. Eine tolle Erkältung! Noch jetzt habe ich das Bild vor Augen, wie sie da im Appartement auf dem Boden liegt, absolut unerreichbar für jede menschliche Ansprache.

Aber einiges haben die letzten Tage mich auch gelehrt. Mir ist klargeworden, daß Helen durchaus versucht hat, mit Hilfe der Gruppe vom Alkohol loszukommen, daß sie aber wahrscheinlich ihren ganz persönlichen Tiefpunkt noch nicht erreicht hatte. Denn so viel habe ich doch aus der Lektüre jenes langen, verzweifelten Sonntags in München gelernt: Der Abhängige gibt sein Suchtmittel erst auf, wenn er, subjektiv gesehen, ganz unten ist, wenn er nicht nur begreift, sondern auch akzeptiert, daß der Stoff *ihn* beherrscht, und nicht umgekehrt er ihn. Das wirkliche Problem ist wahrscheinlich, sich einzugestehen, daß man irgend etwas nicht mehr mit dem eigenen Willen steuern und kontrollieren kann. Ich gebe zu, das wäre auch für mich nicht einfach. Sie hat da einen dornenreichen Weg vor sich, glaube ich. Und dazu noch diese problematische Finanzierung. Zur Not muß ich ihren Vater um Geld bitten. Ich würde das nur ungern tun, aber im Augenblick ist Helen wirklich wichtiger als mein Stolz.

Auf jeden Fall will ich diesen Platz für sie besorgt haben, bevor ich wieder zum Drehen verschwinde. Es wäre verdammt beruhigend, sie gut untergebracht zu wissen. Heute abend, wenn sie zu ihrer AA-Gruppe geht, werde ich mal ihren Vater anrufen und mit ihm über eine Beteiligung an den Kosten sprechen. Sie hat mich gebeten, es in ihrer Abwesenheit zu tun, da es ihr furchtbar unangenehm ist.

Ich weiß natürlich, daß sie den beiden alten Menschen die ganze Sache gern erspart hätte, aber wie die Dinge nun einmal liegen, geht das nicht mehr. Außerdem, einiges haben sie sowieso schon durch mich mitbekommen. Ich habe mich in meiner Wut und Hilflosigkeit schon mal ans Telefon gehängt und ihnen eine betrunkene Helen zu beschreiben versucht. Aber mir ist klar, daß man von den beiden nicht verlangen kann, daß sie sich noch mit dem Problem Alkoholismus befassen, denn schließlich habe selbst ich mich lange genug dagegen gewehrt. Sie haben ziemlich hilflos reagiert. Auch bei ihnen habe ich das Gefühl, daß sie in gewisser Weise mir die Schuld geben.

Eigentlich war die Begegnung mit dieser Münchner Ärztin ein zusätzlicher Anstoß, mich intensiver mit dem ganzen Problem zu beschäftigen. Ich glaube jetzt, daß es eine Krankheit ist, muß aber zugeben, daß ich es wirklich erst jetzt begriffen habe und Helen bisher für willensschwach oder einfach lebensmüde gehalten habe. Im Augenblick fällt mir sogar jede Alkoholwerbung auf den Wecker. Wenn ich jetzt die riesengroß aufgemachten, farbenprächtig leuchtenden Poster mit der Aufschrift »Durst wird durch Bier erst schön« sehe, fühle ich nicht nur spontan Durst, sondern fast Wut. Helen lacht darüber, sie findet, daß ich entsetzlich übertrieben reagiere, und meint, es sei hoffentlich nur vorübergehend. Aber es ist mir niemals klar gewesen, daß das, was für den einen nur ein harmloser Stimmungsmacher ist, für den anderen zur tödlichen Gefahr werden kann.

Helens Vater reagiert am Telefon nicht anders als erwartet.

»Ist das denn wirklich nötig? Damit muß man doch auch so fertig werden können«, meint er anfangs. Aber selbst in sein Heidedorf ist der Alkoholismus längst vorgedrungen, und eigentlich gab es ihn dort immer, er wurde nur nie so genannt. Heute wird schon, wenn auch immer noch hinter vorgehaltener Hand, über diese oder jenen gesprochen, die »zur Kur« mußten, weil sie so viel getrunken haben. Er ist ja kein weltfremder Mann, das nun wirklich nicht, und er liebt seine Tochter. Also, wenn es unbedingt sein muß, will er sich schon beteiligen, aber...

Ich erzähle ihm, daß Helen sich heute abend in ihrer Gruppe auch noch mal genau erkundigen wird, ob es nicht doch einen anderen Weg gibt. Ich habe natürlich gemerkt, daß sie von dem Gedanken, als Privatpatient in die Therapie zu gehen, nicht gerade begeistert ist. Na, wir werden ja sehen. Auf jeden Fall ist auch er der Meinung, daß Zusammenhalt in so einem Fall selbstverständlich ist.

In dieser Kölner Gruppe fühlt Helen sich noch nicht ganz heimisch. Sie war erst zwei- oder dreimal dort. Vertrauen hat sie zu Jürgen, und sie will ihn bitten, heute abend mal kurz mit zu uns zu kommen. Sie meint, es sei auch für mich wichtig, jemanden aus ihrem »Club«, so nennt sie ihre Gruppe flapsig, kennenzulernen. Eigentlich hat sie recht. Bis zu unserem Klinikbesuch mit Peter konnte ich mir wirklich gar nichts unter AA-Mitgliedern vorstellen. Ehrlich gesagt, hat es mich vorher auch nicht sonderlich interessiert. Eigentlich war für mich nur wichtig, daß Helen es auf irgendeine Art schafft, die Trinkerei aufzugeben.

Ich bin neugierig auf diesen Jürgen. Am Montag fahre ich wieder, bis dahin haben wir noch genau vier Wochentage Zeit. Genug, hoffe ich, um noch konkret etwas für Helen in die Wege leiten zu können.

Helen

Der Gemeinderaum mit dem großen Tisch in der Mitte ist noch nicht einmal halb voll, als ich komme. Jürgen lächelt freundlich, als er mich sieht. Ich war erst zweimal in dieser Gruppe, habe mich aber auf diesen Abend gefreut, auf die Begegnung mit Menschen, denen ich nichts klarmachen, bei denen ich mich nicht entschuldigen muß.

Ich setze mich auf einen der freien Stühle und erinnere mich an die ersten beiden Abende in diesem Raum. Mindestens zehn Wochen sind seitdem vergangen. Damals konnte ich aus diesen Gruppengesprächen nicht viel mitnehmen. An einem der beiden Abende wurde über Demut gesprochen, und ich sträubte mich allein schon gegen das Wort Demut. Außerdem war es mir so vorgekommen, als seien die Frauen nur wegen der Optik anwesend, denn den Mund machte keine auf. Für meinen Geschmack war auch wieder einmal der Begriff ›höhere Macht‹ reichlich oft strapaziert worden. Nein, ich hatte mit den beiden Meetings nicht viel anfangen können. Vielleicht, denke ich heute abend, hat es auch an mir gelegen. Über die ›höhere Macht‹ denke ich inzwischen doch ein wenig anders. Aber für mich ist gerade all das, was mit diesem Begriff zusammenhängt, viel zu persönlich, um darüber in einer Gruppe zu sprechen. Einer meiner Fehler war wahrscheinlich gewesen, daß ich mich überhaupt nicht geäußert hatte. Nicht nur, daß ich mich geschämt hatte vor diesen fremden Menschen, es war auch eine merkwürdige Mischung aus Angst und Arroganz gewesen, die mich daran gehindert hatte, vor völlig unbekannten Männern und Frauen meine Schwierigkeiten auf den Tisch zu legen.

Außerdem *wollte* ich ja gar nicht zu ihnen gehören! Heute abend ist mir ganz klar, daß ich im Grunde zu den AA gegangen war, um herauszufinden, ob ich tatsächlich alkoholabhängig sei, und mir selbst sehr schnell und erfolgreich eingeredet hatte, daß davon gar keine Rede sein könne. Fazit: Ich war zu AA gegangen, um festzustellen, daß ich dort gar nichts verloren hatte. Und obendrein war ich mir dabei noch ganz besonders selbstkritisch und aufgeklärt vorgekommen: Seht her, ich habe ein Problem erkannt und bin bereit, es anzupacken!

Das klang auch nicht so endgültig, zwang nicht zu direkten Konsequenzen, ließ noch Raum für ein bißchen Selbstbelügen und Herumbasteln. »Ich habe einen furchtbaren Rückfall gebaut«, sage ich, als beim Rundgespräch die Reihe an mich kommt. Das Wort Rückfall hatte ich schon bei anderen gehört gehabt, es hatte nie eine besondere Resonanz bei mir ausgelöst, aber jetzt ist dieses Wort mir eine wichtige Stütze. Ich erzähle von meinem Selbstvernichtungstrip, das Herz schlägt mir im Hals, ich bekomme vor Aufregung keine Luft, fühle mich wie vor zwanzig Jahren, als ich das erstemal in meinem Leben über einen Laufsteg gehen mußte und glaubte, vor Aufregung tot zusammenzubrechen. Aber ein Wort nach dem anderen kommt aus meinem Mund, ich bringe es hinter mich. Jürgen sieht mich voller Mitgefühl an, auch andere sehen betroffen aus, und schon das tut mir gut. Aber was hatte ich denn gefürchtet? Ich weiß doch, daß es Schadenfreude unter AA-Freunden nicht gibt!

Nein, Angst habe ich jetzt nicht mehr. Es ist befreiend, hier in diesem Raum über die Tage in München zu sprechen. Ich erzähle auch von dem verblüfften Kellner, der mir spätabends die vier doppelten Whiskys kredenzt hat. Was einem alkoholischen Hirn alles einfällt... Einige lachen. Mein Gott, dahin möchte ich auch kommen. Eines Tages möchte auch ich darüber lachen können.

Jürgen hat sich sofort bereit erklärt, für einen Moment mit zu uns zu kommen. Er scheint Pierre zu gefallen, denke ich, als die beiden sich begrüßen. Ich halte das für wichtig, wünschte mir, daß Pierre zu den AA Vertrauen faßt.

Jürgen hört sich unsere Sorgen an und telefoniert dann sofort mit einem AA-Freund. Ja, Rolf ist bereit, mir behilflich zu sein, falls ich selbst mit der Klinik-Einweisung nicht weiterkomme. Er kennt eine Ärztin, die sehr viel mit AA zusammenarbeitet. Ich bekomme ihre Telefonnummer und die Zusicherung, ein Besuch bei ihr sei die beste Garantie für einen baldigen Therapieplatz.

Ich schlafe in dieser zweiten Nacht zu Hause schon recht gut, und gleich nach dem Frühstück hänge ich mich ans Telefon. Die freundliche Frau von der Krankenkassenbezirksstelle rufe ich zuerst an. Auch heute bleibt sie entgegenkommend und sachlich – sie ist eben auch nicht die Betroffene, denke ich – und bittet mich, einen Termin mit ihrer Sozialarbeiterin zu machen und dort die Kostenübernahme zu klären.

»Ich bin da nicht so informiert, aber Frau Sauer wird Ihnen gern weiterhelfen«, verabschiedet sie mich.

Frau Sauer ist gegen Mittag endlich telefonisch zu erreichen. »Die Finanzierung einer solchen Therapie fällt seit einiger Zeit nicht mehr in unsere Zuständigkeit«, klärt sie mich auf. Auch ihre Stimme klingt hilfreich. »Die Kosten für eine stationäre Entwöhnungstherapie übernimmt nicht mehr die Krankenkasse, sondern hier in Nordrhein-Westfalen kommt das Rehabilitationswerk NRW für diese Behandlungskosten auf.« Und jetzt erfahre ich, daß für einen Antrag auf Kostenübernahme umfangreiche und länger dauernde Explorationen notwendig sind, weil die Voraussetzung für diesen Antrag ein Sozialbericht ist. »Im Grunde ist das alles ganz einfach«, erklärt Frau Sauer. »Sie wenden sich zum Beispiel an das Blaue Kreuz, und einer der Sozialarbeiter wird mit Ihnen Gesprächstermine vereinbaren. Sie werden über Ihr Leben befragt, über Ihre Trinkgewohnheiten und ähnliches, damit man sich ein Bild über den Grad ihrer Alkoholabhängigkeit machen kann. Selbstverständlich möchte man dort auch herausfinden, wie stark sie für eine Therapie überhaupt motiviert sind, um Ihnen dann einen für Sie geeigneten Therapieplatz vorschlagen zu können.«

Ich habe genug gehört, ich höre nichts anderes mehr als Blaues Kreuz und Sozialbericht, ein Wort, das mich zutiefst mißtrauisch macht, und begreife, daß ich mit Sicherheit nicht in die Klinik meiner Wahl gehen könnte. Unter diesen Voraussetzungen wäre es durchaus möglich, daß irgend jemand über meinen Kopf hinweg entscheidet, mich in eine sechsmonatige Entwöhnungstherapie zu schicken, und ich dagegen so gut wie machtlos bin, jedenfalls wenn ich möchte, daß die Kosten übernommen werden. Warum dann nicht gleich für neun Monate »weg«, wie mir eine Freundin nach ihrem vierten Wodka als meine letzte Chance geraten hatte.

Ich bedanke mich überstürzt.

»Sie können gern mal zu einem persönlichen Gespräch zu mir kommen«, sagt Frau Sauer noch, aber ich reagiere nicht mehr, ich habe genug gehört. So nicht, ist alles, was ich denken kann. Ich bin nicht bereit, Teile meines Lebens vor einem vom Staat bezahlten Zuhörer auszubreiten. So auf gar keinen Fall. Ich murmele nur »Auf Wiederhören« und lege den Hörer auf. Es muß doch auch anders gehen. Das Wort Sozialbericht hatte ich überhaupt noch nicht gehört. Außerdem dauert es unter diesen Voraussetzungen ja noch Monate, bis ich endlich meinen Leistungsträger und damit Anspruch auf meine Therapie habe.

Einen Moment lang fühle ich mich völlig mutlos. Pierre, der gerade ins Arbeitszimmer kommt, sieht es mir wohl an und will wissen, was los ist. Ich schildere ihm, was ich gerade in Erfahrung gebracht habe.

»Warum rufst du nicht die Ärztin an, deren Nummer dir Rolf gegeben hat?« versucht er mich aufzumuntern. »Die kann dir sicher weiterhelfen. Es muß doch noch andere Möglichkeiten geben, an so einen Therapieplatz zu kommen. Andere haben es schließlich auch geschafft. Außerdem muß doch jetzt jeden Tag der Bericht aus der Münchner Klinik kommen. Vielleicht wird der von unserer Kasse ja anerkannt.« Er versucht mich zu trösten mit einem abschließenden: »Und du weißt ja, wenn alle Stränge reißen, gehst du eben privat.«

Richtig, die Ärztin. Ich weiß von zwei Frauen aus meiner

Gruppe, die zu einer Kurzzeittherapie waren, und zwar in der Klinik, in die auch ich so gern möchte. Diese Klinik habe ich mir in den Kopf gesetzt, weil dort die meisten Therapeuten selbst Abhängige sind und weil ich mir einfach nicht vorstellen kann, daß ein Nichtabhängiger dieselben Einsichten für diesen Patiententyp hat. Ich gebe zu, ich bin förmlich fixiert auf diese Klinik. Allein die Vorstellung, sechs Monate von Pierre getrennt zu sein, macht mich ganz hoffnungslos. Was soll aus unserer Ehe werden? Soll ich gleich die Scherben meiner Ehe zu den leeren Flaschen werfen? Nach all den Belastungen verträgt unser Verhältnis keine endlose Trennung mehr. Ich weiß doch, daß Pierre es haßt, allein in Hotels leben zu müssen. Damals, als ich Martin wieder zu meinen Eltern ziehen ließ, tat ich das auch, um Pierre nicht zu viel allein lassen zu müssen. Und nun dies, ein halbes Jahr! Alles wegen des elenden Alkohols... Nein, ausgeschlossen!

Entschlossen wählte ich die Nummer von Frau Dr. Grewe. Das Rufzeichen ertönt einmal, dann schaltet sich ein Tonband mit automatischer Ansage ein. Sie ist nicht da, begreife ich noch, bevor sich eine Stimme gemeldet hat. Sie macht Urlaub. »Unsere Praxis ist am Donnerstag, dem siebten, wieder besetzt«, meldet das Tonband ohne besonderen Ausdruck.

Ich starre ratlos auf mein Telefon und lasse die Tränen der Enttäuschung und wütender Hilflosigkeit laufen. Noch immer will ich nicht als Privatpatient in diese Klinik. Inzwischen habe ich nicht nur Hemmungen, so viel Geld zu kosten, sondern auch ganz handfeste Gründe gegen einen Therapieplatz, den mein Mann mit Hilfe meines alten Vaters finanziert. Auch Frau Sauer hat mir wieder gesagt, daß eine Therapie selbstverständlich keine Garantie gegen einen Rückfall ist. Natürlich weiß ich das längst selbst durch meine AA-Freunde. Aber ich habe den Eindruck, daß Pierre und meine Eltern sich alles von einer Therapie versprechen. So ein bißchen fühle ich mich wie ein nicht mehr fahrtüchtiges Auto, in das man, weil man an ihm hängt, noch einmal richtig investiert. Dafür erwartet man dann aber auch von der Werkstatt und vor allem vom Auto fehlerfreies Funktionieren. Bei dem Preis hat das Auto anschließend einfach die Pflicht, anstandslos zu laufen.

Vielleicht bin ich im Unrecht, aber die Situation macht mir Angst.

Ich fühle mich nicht in der Lage, so viel Verantwortung zu übernehmen. Ich habe einfach Angst, Erwartungen zu enttäuchen. Mir ist durchaus klar, daß Eigenverantwortung zu den wichtigsten Dingen gehört, die ich wieder lernen muß, aber nicht jetzt sofort, nicht gleich in diesem Umfang.

Es bleibt nur noch Dr. Kurz, unser Hausarzt. Zumindest versuchen muß ich es. Seine Helferin am Telefon klingt nett wie immer, aber ein Termin noch heute, das ist leider völlig ausgeschlossen. Morgen in der Mittagszeit vielleicht, und auch nur, wenn es nicht lange dauert.

»Nein, es wird nicht lange dauern«, versichere ich und bin dankbar für das Entgegenkommen. Pierre bleibt skeptisch: »Ich weiß nicht, Dr. Kurz scheint mir nicht das richtige Verständnis aufzubringen«, gibt er zu bedenken.

Aber wir haben keine Wahl, und schließlich kennt Dr. Kurz uns beide. Vielleicht stört gerade *das* Pierre, vielleicht ist es ihm peinlich, ausgerechnet mit diesem Problem zu einem Mann zu gehen, der auch ihn kennt. Ich kann das nur vermuten, sicher weiß ich nur, daß es *mir* peinlich ist. Aber ich spreche es nicht aus, ich ziehe es vor zu schweigen. Überhaupt haben wir beide es uns in den letzten Tagen angewöhnt, nicht alles zu sagen, was wir denken, einfach aus Angst, uns noch mehr weh zu tun. Beide haben wir ein paar allerletzte Hoffnungen und Gefühle in uns selbst zu schützen.

Dr. Kurz hat eine ›Maschinenpraxis‹ und sehr viele Helferinnen, wie viele, weiß ich gar nicht. Er ist ein sportlich durchtrainierter, gutaussehender Mann, erfolgreich auf Erfolg programmiert, Arzt und Manager in einer Person.

»Worum handelt es sich denn?« fragt er uns leicht zerstreut, aber durchaus entgegenkommend. Er müßte es doch eigentlich genau wissen, denke ich bitter. Mein Puls rast, mein Blutdruck steigt, man muß mir doch ansehen, worum es sich handelt. Ich würde ihn so gern bitten, die blutjunge Helferin aus dem Raum zu schicken, aber ich bringe einfach nicht den Mut auf, und sie bleibt.

»Meine Frau ist alkoholkrank«, beginnt Pierre tapfer, wie ich finde, »wir brauchen Ihre Hilfe.«

Dr. Kurz sieht mich mit einem langen Blick an. Er weiß ganz genau Bescheid, denke ich gedemütigt und zornig zugleich. Ich weiß von den AA, daß Ärzte für Alkoholabhängige keine große Sympathie empfinden, weil sie mit diesem Patiententyp einfach wenig anfangen können. Ein Alkoholiker ist ohne eigene Einsicht nicht zu therapieren, daher sind die Heilungserfolge auch verschwindend gering.

Pierre spricht wieder für mich, erzählt von der Klinik, in die ich so gern möchte, von unseren Schwierigkeiten mit der Leistungsübernahme. Er erzählt von der Langzeittherapie und meiner Angst davor.

»Moment mal« unterbricht Dr. Kurz ihn, »von welcher Klinik sprechen Sie überhaupt, und was haben Sie gegen eine Langzeittherapie? Nach unseren Erkenntnissen ist das die einzige Therapie, die überhaupt gewisse Chancen hat. Und Sie können mir glauben, in einer großen Praxis wie dieser sammelt man Erfahrungen. Für Ihre Frau kommt nur eine Langzeittherapie in Frage. Also zuallererst müssen Sie zur Entgiftung«, jetzt wendet er sich an mich, »da empfehle ich Ihnen Herrn Dr. Liebe im Städtischen Hospital. Dort bleiben Sie etwa zwei Wochen, und von da aus gehen Sie dann direkt in eine Langzeittherapie.«

»Aber ich bekomme doch so schnell gar keinen Platz«, wage ich einzuwenden.

Er sieht mich mit hochgezogener Augenbraue an. »Wenn Sie nicht sofort nach der Entgiftung in eine Therapie gehen, ist das Ganze sowieso aussichtslos. Es ist doch mehr als wahrscheinlich, daß Sie zu Hause wieder trinken.«

Ich nehme meinen ganzen restlichen Mut zusammen: »Aber ich habe doch schon seit Tagen keinen Tropfen mehr angerührt.«

Er scheint irritiert. »Also gut, ich gebe Ihnen hier mal die Nummer der Caritas – (diesmal ist also die Caritas dran) –, dort rufen Sie an und fragen nach Frau Haber, die wird Ihnen weiterhelfen.«

Pierre sieht mich an und ich ihn. Nichts wie weg hier, signalisiert mir sein Blick. Also verabschieden wir uns und gehen.

Es war entsetzlich, aber ein Alkoholabhängiger muß mit Demütigungen leben können, denke ich kleinlaut. »Vergiß jetzt endlich diese ganzen Betteleien, wir bezahlen deine Therapie privat. Ich habe es wirklich satt. Der Kurz hat nichts begriffen«, schimpft Pierre. Aber jetzt bin ich hartnäckig. Ich habe meine Gründe und will nichts unversucht lassen. Andere haben nicht nur eine Therapie bekommen, sondern auch die zweite und dritte, das weiß ich genau. Es gibt Alkoholiker, die sich aus purer Lebensangst in langfristige Kuren flüchten. Zu ihnen gehöre ich nicht, darum meine ich, für eine gerechte Sache zu kämpfen.

Zu Hause angekommen, hänge ich mich noch einmal ans Telefon. Ich traue meinen Ohren nicht: »Katholischer Männerverein« hat sich eine junge Stimme gemeldet. Stotternd erkläre ich mein Anliegen, ja ich bin richtig bei ihm, ja er kann mich weiterverbinden. »*Wen* wollen Sie sprechen?« fragt er überrascht. Ich wiederhole, daß ich Frau Haber sprechen möchte.

»Aber Frau Haber ist seit mehr als drei Jahren pensioniert«, erklärt er jetzt, »sind Sie ganz sicher, was den Namen angeht?«

Ja, ich bin ganz sicher, plötzlich muß ich gegen ein Lachen ankämpfen. (Unter Code A wie Alkoholkrankheit scheint dem Computer von Dr. Kurz niemals ein Programm eingegeben worden zu sein. Dr. Kurz hat jedenfalls nicht viel Ahnung vom aktuellen Stand der Dinge.) Ich bejahe seine Frage und nehme sein Angebot, mich mit einem Herrn Fuchs zu verbinden, dankbar an.

Herr Fuchs klingt jung und eifrig. »Sind Sie sicher, daß Sie wirklich eine stationäre Therapie brauchen?« will er als erstes wissen.

Ich weiß nur, daß ich mir nicht mehr über den Weg traue, daß ich Angst vor mir selber habe, und kann seine Frage nicht konkret beantworten. Und jetzt plädiert Herr Fuchs für eine ambulante Gesprächstherapie. »Bei der Gelegenheit lernen wir Sie gleich kennen, und das ist sowieso die Voraussetzung für die Erstellung eines Sozialberichts«, meint er jovial und munter. »Dann können wir immer noch gemeinsam überlegen, wo sie eine Langzeittherapie machen wollen.«

Was er denn von einer Kurzzeittherapie halte? möchte ich vorsichtig wissen. Nichts hält Herr Fuchs von einer Kurzzeittherapie, wenn ich es ganz genau wissen will, gar nichts.

Da haben wir sie also wieder, die Worte Sozialbericht und Langzeittherapie. Ich verspreche hastig, mich wieder zu melden, und hänge ein. Immerhin bleibt mir noch Frau Dr. Grewe am Donnerstag, dem siebten.

Abends telefoniere ich mit Rolf, und er verspricht mir, gleich am Donnerstag einen Termin für mich bei Frau Dr. Grewe zu machen. »Mach dir keine Sorgen, Helen«, tröstet er mich, »wenn jemand dir problemlos zu einem Therapieplatz verhelfen kann, dann ist es Frau Dr. Grewe. Aber wissen würde ich doch gern, warum du es so wahnsinnig eilig damit hast. Laß dir doch ein wenig Zeit mit allem. Das wichtigste ist doch, daß du nichts trinkst.«

»Es ist Pierres wegen«, erkläre ich, »mein Mann fährt in einigen Tagen für zwei oder drei Monate weg. Wir möchten es vorher so gern geklärt haben, es würde ihn beruhigen.«

Rolf sagt nur: »Ach so, ich verstehe« und verabschiedet sich.

Ich habe ihm nicht die ganze Wahrheit gesagt: Nicht nur Pierres wegen habe ich es so eilig, noch immer bin ich überzeugt davon, daß nur fachlich geschulte Kräfte mir helfen können.

Pierre

Es war einfach nicht zu schaffen. Ich muß fahren, und Helen läuft nach wie vor hinter ihrem Therapieplatz her. Ein verdammt ungutes Gefühl ist das, sie jetzt hier allein zu lassen. Dieses ganze Theater und Behörden-Hickhack kann selbst einen Nichtalkoholiker zur Flasche greifen lassen. Der Bericht aus München ist auch noch immer nicht angekommen. Dabei wollten sie ihn sofort schicken. Auf Helens telefonische Anfrage hin hat man ihr zugesagt, den Befund-Bericht trotz der im Übermaß anfallenden Schreibarbeit in den nächsten Tagen abzuschicken. Das war am letzten Freitag. Mit etwas Glück könnte er bis Donnerstag da sein, damit sie ihn mit zu dieser Frau Dr. Grewe nehmen kann. Es ist doch sicher ganz nützlich, wenn sie so etwas fachlich Qualifiziertes vorlegen kann. Ich verstehe das alles nicht. Wenn Alkoholismus eine Krankheit ist, warum zahlt die Krankenkasse nicht?

Gut, wenn jemand schon eine Kur hinter sich hat und trotzdem wieder trinkt, kann ich die Haltung der Krankenkasse eventuell noch verstehen, aber in Helens Fall! Ich komme da nicht mit. Diese Hartnäckigkeit, die Helen jetzt an den Tag legt, hätte ich ihr gar nicht zugetraut. Und nicht einen einzigen Tropfen hat sie angerührt. Aber ich weiß ja, daß sie das kann. Die Frage ist eben nur, wie lange sie das unter diesen Umständen durchhält? Warum macht man einem Abhängigen, der so offensichtlich aufhören will zu trinken und dabei Hilfe sucht, so viele Schwierigkeiten? Gut, für die Gesellschaft ist der Alkoholiker mit einem Stigma behaftet, aber sie hat es bei diesem Therapieplatz-Marathon ausschließlich mit Fachleuten der Suchtbranche zu tun. Ich jedenfalls kann mir in meinem Laienkopf vorstellen, daß es für eine Kurzzeittherapie genauso geeignete Kandidaten gibt wie für die Sechs-Monate-oder-mehr-Therapie. Man kann doch nicht einfach alle Abhängigen über einen Kamm scheren.

Wenn es natürlich gar nicht anders geht, muß ich mich eben mit diesen sechs Monaten abfinden, obwohl es verdammt lange ist. Ein halbes Jahr Trennung unter diesen Umständen kann allerlei bewirken, positiv wie auch negativ. Aber das wichtigste ist jetzt, daß Helen nicht mehr trinkt, egal wie...

Ein komisches Gefühl ist es, diesmal zu wissen, daß sie nicht nachkommt. Trennungen von ihr fallen mir selbst heute noch schwer. Ich habe sie eben gern um mich. Wenn man es richtig überlegt, ist sie hier in Deutschland mein einziges Zuhause, wen habe ich denn sonst? Katjas Karte aus der Schweiz kam gestern. Wenn sie wenigstens hier wäre, um Helen moralisch zu unterstützen. Meine ganze Hoffnung ist jetzt diese Frau Dr. Grewe, die ihr von den AA empfohlen worden ist. Und auf den Jürgen kann man sich, glaube ich, auch nicht verlassen. Er erinnert mich ein bißchen an meinen Freund Costia in Paris.

Noch hält Helen sich tapfer, obwohl ich genau merke, daß es ihr nicht leichtfällt. Sie verschwindet auffallend oft in ihrer Küche, wie immer, wenn ich nicht sehen soll, daß sie weint. Viel besser fühle ich mich auch nicht. Diese scheußliche Unsicherheit, ich weiß ja nicht einmal, was aus unserer Ehe wird. Das Thema meiden wir beide sorgfältig. Ich habe jedenfalls schon gehört, daß Menschen nach einer Psychotherapie verändert sind und sich von ihrer gewohnten Umwelt lösen. Die lassen alles hinter sich, um ganz neu anzufangen. Ich weiß ja nicht, ob ich mit ihrem Alkoholkonsum direkt zu tun habe, aber wenn es so wäre, hat sie es nie gesagt. Und ich selbst glaube, ihr keinen Grund gegeben zu haben. Ich hänge doch an ihr im Grunde meines Herzens, mit ganz altmodischer Treue.

In negativen Momenten sehe ich nur zwei Alternativen: Geht es gut, das heißt, wirkt die Behandlung und sie hört auf zu trinken, fängt sie vielleicht ein neues Leben ohne mich an.

Geht es aber schief und sie trinkt weiter, muß ich ein anderes Leben ohne Helen anfangen. Tolle Aussichten sind das, aber vielleicht sehe ich im Augenblick einfach zu schwarz.

Rocco hat natürlich längst spitzgekriegt, daß ich wieder mal wegfahre. Er liegt flach neben meinem Koffer und läßt mich nicht aus den Augen. Helen bittet mich schon zum drittenmal, vorsichtig zu fahren. Am liebsten würde ich ihr jedesmal antworten: Und du, versprich mir, nicht wieder zu trinken. Aber ich weiß, daß sie dieses Versprechen im Augenblick nicht geben kann, selbst wenn sie wollte. Im Moment ist sie total verunsichert, sie braucht schnelle Hilfe. Versprochen hat sie mir, daß sie nicht trinken will. Ich fange an zu verstehen, was sie meint.

Meine Koffer habe ich verstaut. Helen und Rocco kommen mit mir ans Auto. Der Hund springt an mir hoch, möchte mitfahren, versucht in den Wagen zu schlüpfen. Helen macht ihn an der Leine fest. Ihre Hand fährt immer wieder mit einer kurzen Bewegung an die Augen. Ich nehme sie noch einmal in meine Arme, und jetzt laufen Tränen über ihre Wangen. Schmal ist sie noch immer, meine Frau. Ich küsse sie zärtlich. Wenn sie doch spüren könnte, wie sehr ich uns beiden wünsche, daß wir uns unter glücklicheren Umständen wiedersehen.

Als ich anfahre, sehe ich Rocco, der wild an der Leine reißt und hinter meinem Wagen herwill. Ich sehe ihn durch einen Tränenschleier.

Helen

Er ist weg. Ich beherrsche mich nur mühsam, um hier auf der Straße nicht wirklich zu weinen. Immer wieder kommt ein Schluchzen in mir hoch. Aber auch Pierre hatte merkwürdig glänzende Augen, als er in den Wagen stieg. Was für ein Abschied, so ohne Worte, alles offenlassend. Jetzt heißt es, selbst die Dinge in die Hand nehmen und nicht auf die Nase fallen. Schön langsam, Schritt für Schritt und nicht immer gleich in Panik geraten. Alkohol ist nicht im Haus – es kommt auch keiner rein. Diese Gefahrenquelle kann ich selbst ausschalten.

Rocco hat den Abschied spätestens verkraftet, als ihm eine junge Hündin über den Weg läuft. Abends ruft Pierre an. Seine Stimme klingt ein wenig bedrückt. Wie genau ich ihn doch kenne. Seine Fahrt verlief gut, der Kameramann ist auch schon im Hotel. Er ist also wenigstens nicht ganz allein heute abend. Er drückt mir die Daumen für den Besuch bei der Ärztin und verspricht, jeden Abend anzurufen.

Schließlich ist es doch Donnerstag geworden. Am Mittwochabend war ich wieder im Meeting, und Rolf hat noch einmal sein Versprechen erneuert, die Ärztin am nächsten Morgen sofort meinetwegen anzurufen. Um halb neun sitze ich in einem Taxi. Die Helferin hat mich bei meinem Anruf aufgefordert, doch einfach mal vorbeizukommen. »Wir werden Sie schon irgendwie dazwischenschieben können«, meint sie forsch, »so lange wird es ja wohl nicht dauern.«

Sie scheint schon zu wissen, was mich in ihre Praxis treibt. Aber ich schäme mich nicht mehr. Seit Pierres Abfahrt habe ich angefangen, allein die Verantwortung für mich zu übernehmen. Ich will den Dingen ins Gesicht sehen und sie beim Namen nennen. Allein dieser Entschluß hat mich schon irgendwie erleichert. Im Wartezimmer sitzen zwei Patienten, eine junge Frau und ein älterer Mann. Bestimmt haben sie richtige Gesundheitsprobleme, denke ich unbehaglich, nicht so etwas Anrüchiges. Ja, ich bin doch sehr nervös, auch wenn ich mir immer wieder gut zurede.

Hat die Helferin mich nicht besonders prüfend gemustert? Wenn sie weiß, warum ich komme, wird sie bestimmt nach Spuren meiner Ausschweifungen in meinem Gesicht geforscht haben. Ich kann es ihr nicht verdenken, auch für mich hätte früher eine Trinkerin eine morbide Attraktivität gehabt.

Habe ich denn nicht vor noch gar nicht so vielen Jahren mit, wie ich damals meinte, besonders großem Verständnis an einem Feature über Frauenalkoholismus mitgearbeitet? Ja, ich selbst habe einem Freund damals ein Fernsehinterview über Trinkgewohnheiten von Frauen gegeben. Mein Gott, siedendheiß fällt mir das wieder ein. Wie konnte ich das all die Zeit über völlig verdrängt haben? Damals schon war mir mein Umgang mit Alkohol nicht immer ganz geheuer vorgekommen. Ich litt ganz anders nach einer feuchtfröhlichen Nacht, hatte jedesmal einen fürchterlichen Kater, selbst wenn ich wenig getrunken hatte. Es ist nicht zu fassen, aber all das fällt mir hier in diesem Wartezimmer wieder ein. Wahnsinnig aufgeklärt und tolerant war ich mir damals vorgekommen. Ich hatte anderen Frauen helfen wollen und mich dazu absolut in der Lage gefühlt.

Ausgerechnet ich! Jetzt saß ich selbst bis zum Hals im Dreck und wußte mir keinen Rat. Ja, es ist wahr, das Thema Alkoholismus hat seit etlichen Jahren für mich eine zwiespältige Faszination. Wahrscheinlich weiß ich im Grunde schon sehr lange, daß es mein eigenes Problem ist. Wie ist es möglich, daß wir Menschen in der Lage sind, uns den ehrlichen Blick auf uns selbst so konsequent zu verstellen? Scheinbar mißt man mit anderem Maß, wenn es um einen selbst geht. Ja, wahrscheinlich bin ich wenigstens in diesem Punkt keine Ausnahme.

Frau Dr. Grewe ist groß und schlank. Vielleicht Anfang vierzig, möglicherweise auch etwas älter. Ich habe sofort Vertrauen zu ihr. Rolf hat bereits mit ihr gesprochen, sie weiß Bescheid und will mir helfen, schnell zu meinem Therapieplatz zu kommen. Ich habe den Bericht des Münchner Krankenhauses bei mir, der zwei Tage nach Pierres Abreise angekommen ist. Sie wirft nur einen flüchtigen Blick auf das mit Fachausdrücken gespickte Papier, richtet einige Fragen an mich, die ich problemlos aufrichtig beantworten kann, und schreibt dann eine Krankenhauseinweisung. Ausdrücklich empfiehlt sie eine Therapie in der Fachklinik, die ich mir ausgesucht habe und mit der sie oft und erfolgversprechend, wie sie betont, zusammenarbeitet. Mir fällt ein Stein vom Herzen – es scheint geschafft zu sein.

Jetzt noch gleich zur Krankenkasse, diesmal zur Hauptverwaltung, und dort wird man mir dann, wie Frau Dr. Grewe meint, die endgültige Übernahme der Kosten zusagen. »Das läuft eigentlich immer so. Warum sollte es ausgerechnet bei Ihnen Schwierigkeiten geben?« Sie verabschiedet mich mit einem Lächeln, das mir Mut macht.

In der Straßenbahn werfe ich hinter vorgehaltener Hand einen Blick auf die Einweisung. Diagnose: »Alkoholkrankheit« steht auf dem rosaroten Papier.

Es wird ein ziemlicher Bußgang für mich, dieser Gang durch die Zuständigkeitsbereiche im Hauptgebäude der Krankenkasse. Und es scheint doch nicht so einfach, wie Frau Dr. Grewe gemeint hat. Ich werde, nachdem ich mit zwei Herren, die nicht zuständig sind, gesprochen habe, in die Abteilung für Rehabilitation geschickt und lande schließlich bei der Dame, die mir vor Tagen schon ein persönliches Gespräch angeboten hatte, bei Frau Sauer. Ich glaube es kaum, aber Frau Sauer erinnert sich an meinen Namen.

»Ich kann Ihnen gar nicht sagen, wie enttäuscht ich neulich war, als Sie so schnell eingehängt haben«, sagt sie jetzt mit offenem Lächeln. Sie ist jung und hübsch, und meine Minderwertigkeitsgefühle addieren sich in Sekundenschnelle. Aber ich muß hier durch, und so versuche ich, zurückzulächeln. Frau

Sauer sieht sich meine ärztliche Einweisung an und schüttelt dann bedauernd den Kopf. »Nein, wir sind leider nicht mehr der Leistungsträger, die Einweisung von Frau Dr. Grewe ändert daran auch nichts. – (Institutionen kann man eben nicht überlisten, fährt es durch meinen Kopf.) – Wir haben mit dem Land Nordrhein-Westfalen vor einiger Zeit ein Abkommen abgeschlossen, das bei bestimmten Krankheiten eine Neuregelung festschreibt. Wie ich Ihnen schon am Telefon sagte, übernimmt die Kosten für Ihre Entwöhnungstherapie jetzt das Rehabilitationswerk NRW.«

Sie möchte mir gern helfen, zupft etwas ratlos an einer Topfpflanze auf ihrem Schreibtisch herum und meint dann aufmunternd: »Ich kann mich vielleicht für Sie einsetzen, daß die Befragung und Gespräche, die für den Sozialbericht notwendig sind, wenigstens in kurzen Abständen gemacht werden können. Wenigstens könnten wir versuchen, auf diese Art eine Beschleunigung der ganzen Angelegenheit zu erreichen. Sie müssen allerdings auch noch zur Suchtstelle, das wird der Sozialarbeiter Ihnen aber noch genauer erklären.«

Sie sieht mir wohl an, daß mich das Wort Suchtstelle abstößt, und beruhigt mich: »Eigentlich ist das nur eine Formalität, aber die Suchtstelle muß feststellen, ob sie wirklich süchtig sind. Es ist eine Vorschrift, verstehen Sie ...«

Ich möchte wirklich wissen, wie man das dort feststellen will, wo ich selbst noch immer Probleme habe, ehrlich mit mir umzugehen. Wieso glauben die, daß Abhängige mit Fremden aufrichtig sind? denke ich verstört. Das Wort Suchtstelle weckt tiefe Abneigung in mir, aber ich begreife endlich, daß es nur diesen einen Weg gibt. Ratlos sehe ich die junge Frau vor mir an.

»Sie müssen auch uns verstehen«, sagt sie jetzt fast entschuldigend. »Sie können sich wahrscheinlich gar nicht vorstellen, mit wieviel Unwissenheit wir hier konfrontiert werden. Hier kommen Leute her, Alkoholkranke, die eine Kur beantragen und darunter ein wenig Erholung in guter Luft, Sport und Freizeitwandern verstehen. Die machen sich einfach an dem

Wort Kur fest, ohne zu wissen, was eigentlich wirklich mit ihnen los ist. Einzige Eigenleistung in dieser Kur, die sie freiwillig einbringen, ist vielleicht – aber auch das ist keinesfalls sicher – der Verzicht auf Alkohol während der Kur. Warum nicht mal eine Zeitlang die Leber entlasten? Kann ja nur gut sein. So und ähnlich habe ich es hier schon oft genug gehört. Sie können mir glauben, daß Sie zu den ganz seltenen Ausnahmen gehören.«

Das mag alles richtig sein, theoretisch weiß ich wahrscheinlich wirklich mehr über Alkoholismus als viele andere Abhängige, aber in der Praxis hat es mir nicht im geringsten geholfen. Jetzt bin ich fast entschlossen, die ganze Prozedur durchzumachen, denn ich will meine Therapie, es ist fast zur fixen Idee geworden.

Frau Sauer empfiehlt mir, mich mit dem Blauen Kreuz in Verbindung zu setzen. Sie gibt mir die Telefonnummer und den Namen einer Dame vom Blauen Kreuz, mit der sie regelmäßig zusammenarbeitet.

»Berufen Sie sich auf mich wenn Sie mit ihr sprechen«, empfiehlt sie mir. »Aber ganz ehrlich gesagt, wenn ich Sie so vor mit sehe, voller Energie um Ihren Therapieplatz kämpfend, frage ich mich, ob Sie ihn überhaupt brauchen. Vielleicht gibt es ja auch noch einen anderen Weg. Sprechen Sie morgen mal mit Frau Weiß. Ich bin sicher, sie wird Ihnen gefallen.«

»Ist sie abhängig?« will ich noch wissen.

»Nein, das glaube ich nicht. Ist das denn wichtig für Sie?«

Wenn sie wüßte, wie wichtig das für mich ist. Aber ich verspreche, Frau Weiß anzurufen, bedanke mich und verabschiede mich von ihr. Zwei hilfsbereite nette Frauen habe ich an diesem Morgen kennengelernt, aber weitergekommen bin ich noch immer nicht.

Abends am Telefon kommt Pierre noch einmal mit seinem Vorschlag, eine Entwöhnungstherapie privat zu bezahlen. Seine Stimme klingt eindringlich. Ich weiß, wieviel ihm daran liegt, daß ich im Notfall dann eben in eine private Behandlung gehe, aber er hört sich meine Einwände trotzdem ruhig an. Ein wenig niedergeschlagen klingt er beim Abschied schon, und diesmal mache ich ihm Mut: »Morgen werden wir weitersehen«, verspreche ich ihm, »ich werfe die Flinte auf keinen Fall ins Korn.«

»Ich liebe dich«, sagt er zum Abschied. Er sagt es jeden Abend wie eine Beschwörungsformel. Manchmal weiß ich nicht genau: Will er mir Mut machen, oder will er sich selbst überzeugen?

»Einen Moment bitte«, sagt dieselbe junge Männerstimme wie gestern nachmittag, als ich schon einmal versucht hatte, Frau Weiß zu erreichen. Die Stimme von Frau Weiß klingt sehr sachlich, aber nicht unfreundlich. »Ja, sicher kenne ich Frau Sauer gut, ich habe regelmäßig mit ihr zu tun.«

Ich erzähle ihr von meinen Bemühungen um einen Therapieplatz und von meinem Wunsch, in eine ganz bestimmte Klinik zu kommen, eben eine Klinik mit vorwiegend abhängigen Therapeuten, zu denen ich nun einmal größeres Vertrauen habe. Sie reagiert kühl, weist mich darauf hin, daß es auch andere sehr qualifizierte Fachkliniken gibt, berichtet über die Tendenz der staatlichen Stellen zu Langzeittherapien. »Die Erfolge der Kurzzeittherapie sind umstritten«, sagt sie. Auch das Rehabilitationswerk wird voraussichtlich in absehbarer Zeit nur noch Kuren ab wenigstens drei Monaten finanzieren. Es laufen noch einige Kurzzeitmodellversuche, die man erst abwarten will, bevor man eine endgültige Entscheidung trifft.

Ich spüre, wie ich immer wütender werde, und platze schließlich mit meiner Frage heraus.

»Nein, ich bin nicht abhängig«, antwortet sie leicht frostig. »Was hat denn das mit meiner Qualifikation zu tun?« will sie wissen. »Ach, bei den Anonymen Alkoholikern sind sie«, sagt sie mit undefinierbarer Betonung, wie ich finde. »Leider arbeiten wir nicht mit ihnen zusammen, sind aber selbstverständlich nicht gegen sie, nur...« Sie zögert einen Moment: »Bei den Anonymen Alkoholikern gibt es eben keine ausgebildeten Ärzte oder Therapeuten, deshalb sind sie ja auch nicht staatlich anerkannt. Wir dagegen haben grundsätzlich Fachleute bei unseren Gruppengesprächen. Warum legen Sie so viel Wert auf abhängige Therapeuten?«

Ich erkläre ihr, daß ich der Meinung bin, daß man einem Abhängigen die ganze komplizierte Kette der Mechanismen gar nicht erst erklären muß, weil er sie mal am eigenen Leibe erfahren hat. Mir jedenfalls scheint es, daß das Vertrauen ohne große Erklärungen da ist, ein Grundvertrauen, das sich aus der gemeinsamen Leidenserfahrung ergibt.

Sie muß an meiner Stimme gemerkt haben, daß ich vor Nervosität innerlich zittere. Ich fühle mich vollkommen hilflos, ohnmächtig, mich mitzuteilen.

Die Stimme von Frau Weiß klingt freundlicher, als sie jetzt fragt: »Und Sie glauben, wir könnten nicht auch Verständnis für Abhängigkeiten aufbringen? Ich kann Ihnen versichern, auch wir geben uns alle Mühe. Aber warum haben Sie es so furchtbar eilig mit Ihrer Therapie? Es scheint Ihnen im Augenblick doch gutzugehen. Sie trinken nicht und entwickeln eine ganze Menge Energie, will mir scheinen. Offen gesagt, ich verstehe gar nicht, warum ausgerechnet Sie sofort in eine Therapie wollen. Lassen Sie sich doch ein bißchen Zeit mit allem. Finden Sie erst einmal zu sich selbst. Wenn Sie jetzt allein zu Hause sind, ist das doch eine geradezu ideale Voraussetzung.«

Ich erkläre ihr, daß ich vor allem Pierres wegen sofort etwas unternehmen will. Es würde ihn beruhigen, und ich wäre doch wenigstens nicht allzu lange von ihm getrennt, wenn ich die Therapie jetzt in der Zeit seiner Abwesenheit machen könnte. Ja, diesen Gesichtspunkt versteht sie gut, ist aber gleichzeitig der Meinung, daß eine Therapie, die ich vor allem für andere machen will, mir nicht unbedingt helfen muß.

Aha, in punkto Motivation habe ich mich also schon in die Nesseln gesetzt. Ihre Reaktion gibt mit einen kleinen Hinweis darauf, was man von mir bei der Exploration zum Sozialbericht für Antworten erwartet. Für mich selbst soll ich die Therapie machen, nicht für andere. Aber so ist es ja auch gar nicht, ich denke durchaus auch an mich dabei. Ich bedanke mich bei Frau Weiß und verspreche, mich demnächst zu melden.

Ihre Worte haben mich nachdenklich gemacht, und ich möchte mir etwas Zeit nehmen, um in Ruhe abzuwägen. Gleichzeitig haben ihre Worte mir auch gutgetan. Immerhin ein Mensch, der aus meiner Stimme Energie herausgehört haben will. Energie meinte mir auch Frau Sauer bescheinigen zu können. Interessant. Eigentlich war ich irgendwann in einer sehr weit zurückliegenden Zeit wirklich mal ein Mensch mit Energie gewesen. Ganz vage kann ich mich daran erinnern. Sollte es mir nicht möglich sein, ein wenig davon wieder zu aktivieren?

An diesem Abend findet Pierre, daß ich so positiv klinge. Überall scheine ich Punkte zu sammeln, und das macht mir Mut. Nur keine Panik, wie Martin immer sagt, Schritt für Schritt und eines nach dem anderen. Zuerst einmal werde ich in Ruhe nachdenken. Ich werde versuchen, für eine Weile das zu sein, was Pierre so perfekt beherrscht: kontemplativ.

Als ich einige Tage später im Meeting mit Rolf und Jürgen über meinen Entschluß, mir mit der Therapie Zeit zu lassen, spreche, lächeln die beiden sich an: »Wunderbar«, sagt Rolf, »wir haben gehofft, daß du von allein daraufkommen würdest, daß du viel Zeit mit allem hast.«

»Nur eines ist wirklich wichtig«, ergänzt Jürgen, »daß du das erste Glas stehenläßt.«

Pierre

Gut klingt sie. Ich lege den Hörer auf und habe seit langer Zeit einmal wieder absolutes Vertrauen zu Helen. Jedenfalls für diesen Moment glaube ich, daß sie es schaffen kann. Sie hält sich tapfer. Ein bißchen Angst hatte ich schon, als sie mir von all ihren vergeblichen Laufereien berichtete. Gerade in ihrem Zustand könnten solche Enttäuschungen leicht ins Auge gehen. Aber sie scheint die Dinge besser zu bewältigen, als ich gedacht habe. Heute abend bin ich nicht ganz nüchtern, und natürlich hatte ich Angst, daß Helen es meiner Stimme anmerkt. Ich will doch nicht auch noch schlechtes Vorbild für sie sein. So ganz mit gutem Gewissen kann ich zur Zeit nicht trinken, dafür bin ich jetzt ein bißchen zu genau über die Nebenwirkungen unseres gesellschaftlich akzeptierten Stimmungsmachers informiert.

Es ist nicht gerade erheiternd, jeden Abend in ein leeres Hotelzimmer zu kommen, aber im Augenblick tut mir ein bißchen Abstand ganz gut. Vielleicht habe ich Helen tatsächlich etwas zu eng an mich gebunden, wie sie neulich gemeint hat. Aber sie ist doch immer gern mit mir zusammen gewesen, ich habe sie doch zu nichts gezwungen. Also jetzt will sie sich erst einmal Zeit lassen mit der Therapie. Hoffentlich ist dies Auf-die-lange-Bank-Schieben nicht schon wieder der Anfang von Selbstbetrug. Wunder habe ich mir nicht von einer Therapie versprochen, aber Hoffnung habe ich daran geknüpft. Hoffnung auf eine Hilfe, die von Fremden kommen muß, die ich ihr trotz aller Zuneigung nicht geben konnte. Aber ich darf jetzt nicht gleich ganz schwarz sehen. Ihre Stimme klang wirklich gut. Und die Idee, für einige Wochen nach Hamburg zu Katja zu fahren, scheint mir ebenfalls ganz vernünftig. Alles ist mir lieber, als sie so ganz allein zu Hause zu wissen, obwohl sie mir versichert hat, daß ihr das Alleinsein sehr gut bekommt. Andererseits lauern auch in Hamburg haufenweise Gefahren. Sie wird natürlich Martin treffen. Das ist auch in Ordnung, aber möglicherweise trifft sie auch Martins Vater. Der Gedanke beunruhigt mich, denn ich weiß, daß er gern und oft zum Glas greift.

Wer in unserem Bekanntenkreis trinkt eigentlich nicht gern? Die Frage ist nicht befriedigend zu beantworten. So gesehen mußte Helen völlig neue Menschen um sich versammeln, und das ist absolut undurchführbar, wenn wir beide zusammenbleiben. Katja wird sich Mühe geben, auf sie aufzupassen, aber ich weiß doch selbst aus Erfahrung, daß das gar nicht immer möglich ist. Mir bleibt nur die Hoffnung, daß sie wirklich nicht mehr trinken will. Aber ohne Therapie?

Wie auch immer, ich bin weit weg und kann nichts verhindern. Hamburg – das bedeutet für Helen gute Erinnerungen an unsere gemeinsame erste Zeit. Wie oft hat sie unseren Umzug nach München bedauert. Ich glaube, das war der Hauptgrund für ihre Schwierigkeiten. Sie konnte sich in München nicht heimisch fühlen. Gut, die Zeit der beruflichen Sorgen hat ein übriges getan, aber ihr Heimweh nach Hamburg hat sie nie ganz abgelegt. Deshalb ist sie auch begeistert von München nach Köln umgezogen. Ging es doch für sie wieder ein Stückchen nach Norden und damit in Richtung Heimat, näher zu ihren Kindern. Möglich, daß Hamburg ihr wirklich guttut. Ich werde es abwarten müssen.

Helen

Ich fahre nach Hamburg. Von einer Stunde auf die andere habe ich mich dazu entschlossen. Katja hat mir zu diesem Einfall gratuliert. Sie ist vor zwei Tagen aus der Schweiz zurückgekommen und erwartet mich. Pierre klang nicht halb so begeistert, aber das muß mir im Augenblick mal gleichgültig sein. Rocco und ich fahren zu Katja. Wunderbar, daß sie jetzt Platz genug hat und ich bei ihr wohnen kann. Zuallererst werde ich an der Außenalster entlanglaufen und die Nase in den Hamburger Wind halten. Dann gehe ich durch Eppendorf und Winterhude und sehe mir die Häuser an, in denen ich früher einmal gewohnt habe. Ich bin um Jahre jünger geworden, scheint mir, selbst Rocco ist das nicht entgangen. Begeistert springt er beim Packen um mich herum, steckt seine Nase in den Koffer, paßt genau auf, als ich seine Sachen in einer Tasche verstaue, und schleppt immer wieder seine Leine an.

Ich fahre nach Hamburg, und zwar allein. Nicht im Auto an Pierres Seite, sondern mit der Eisenbahn und in Roccos Begleitung. Etwas läßt mich bei dieser Vorstellung beinahe an Abenteuer denken. Es ist Jahre her, daß ich allein in Hamburg war. Immer hatten wir unsere Fahrten dorthin mit beruflichen Kontaktaufnahmen verbunden, daher waren sie auch niemals so richtig unbeschwert gewesen. Meistens hatten wir nur eine Nacht dort verbracht und kaum die Zeit gefunden, mehr als ein oder zwei Besuche bei Freunden zu machen. Ich nehme mir vor, da anzuknüpfen wo ich vor beinahe zehn Jahren aufgehört habe. Norddeutsche mögen kühl sein, aber sie sind Menschen, deren Freundschaft man nicht verliert, auch wenn man sich ein paar Jahre mal nicht gemeldet hat. Ich werde Zeit genug haben, Stunden mit Martin zu plaudern und zu lachen, und ich werde einen Abstecher in die Heide zu meinen Eltern machen. Und niemand wird mich zur Eile drängen – ein wunderbares Gefühl. Ich bin fest entschlossen, die vor mir liegende Zeit ganz intensiv zu nutzen und zu genießen.

In den letzten Nächten habe ich besser geschlafen, und ich bin sogar zwei Kilo schwerer geworden. Katja wird mit mir zufrieden sein. Seit Tagen hat mich ein fast euphorischer Zustand erfaßt. Ich genieße es, keinen Tropfen Alkohol mehr zu trinken. Sicher, auch früher habe ich immer wieder mal einige Tage oder auch Wochen ganz ohne Alkohol gelebt. Aber das war anders als jetzt. Damals war es immer nur, um mir zu beweisen, daß ich weder alkoholgefährdet noch -abhängig war. Zwar liefen diese Experimente meistens erfolgreich ab, aber anschließend lebte ich mein altes Leben weiter, und mit tödlicher Sicherheit kam der Tag, an dem ich wieder zuviel erwischte und voll drinhing. Jetzt dagegen bereite ich mich darauf vor, die Realität wieder als Lebensherausforderung anzunehmen. Noch bin ich nicht stark genug, ich muß mir Zeit lassen, aber ich spüre deutlich, daß meine Kräfte zunehmen, daß mir aus diesem Entschluß, weder gute noch schlechte Tage zu vernebeln, neue Energien zuwachsen. Ich freue mich auf so winzige Dinge, wie zum Beispiel auf den Geschmack einer frischen Haferflockensuppe oder eines knackigen Apfels.
Ich teile meine Tage in kleine Zeitabschnitte mit ganz bestimmten Beschäftigungen ein und finde sie damit prall gefüllt. Ich übe bewußt, allein zu leben, und entdecke, daß ich mir schon lange viel zu wenig Zeit für mich selbst genommen habe. Zuversicht heißt das dominierende neue Gefühl in mir, und ich hoffe nur, daß ich Pierre bei unseren abendlichen Telefonaten etwas davon vermitteln kann. Ich fühle, daß es nicht mehr lange dauert und ich den Mut haben werde, Schritt für Schritt in meine Vergangenheit zurückzugehen, nachzuforschen, wann meine Lebensangst so übermächtig wurde, daß ich flüchtete. Dabei denke ich weniger an meine Kindheit. Auch heute noch, im flüchtigen Rückblick, scheint mir die Zeit meiner Kindheit relativ unbelastet und sonnig. Sicher, ich bin kein Psychothera-

peut und kann nur mit meinen Möglichkeiten an mir arbeiten, aber wenigstens dazu habe ich mich entschlossen.

Selbst die Erinnerung an meine Nächte können mir meine neuen nüchternen Tage nicht verdüstern, obwohl sie mich mit ihren Träumen immer wieder in Alkoholexzesse führen.

In diesen Träumen verstecke ich Alkohol, trinke ich heimlich, wehre ich mich gegen Pierre, der mich beschimpft, weil ich wieder getrunken habe. Ich träume, zerschlagen und mit grauenhaften Kopfschmerzen durch fremde Straßen zu laufen und verzweifelt nach einem offenen Geschäft zu suchen, in dem ich Nachschub besorgen kann, um mir wieder auf die Beine zu helfen. Diese Träume sind normal, hat man mir in der Gruppe versichert, viele von uns erleben im Traum noch einmal ihre Tiefpunkte. Dennoch fühle ich mich nicht schlecht, wenn ich aufwache, und größer als der Schrecken der Erinnerung ist die Dankbarkeit dafür, daß meine Gegenwart anders aussieht. Seit ich begriffen habe, daß ich meine Machtkämpfe gegen das Rauschmittel Alkohol nicht gewinnen kann, sondern mit teuflischer Konsequenz jedesmal wieder unterliege, selbst wenn ich kleine Scheingefechte zwischendurch zu gewinnen schien, bin ich wie von einer drückenden Last befreit.

Ausgerüstet mit dem neuen Lebensgefühl Zuversicht, das – wie ich immer deutlicher fühle – einmal zu mir gehört haben muß, nehme ich Katja auf dem Hamburger Bahnhof in die Arme. Sie hat mich gebeten, bis zum Dammtor zu fahren, weil sie dort besser parken kann. Ihre prüfenden Blicke scheinen Zufriedenstellendes zu registrieren. Sie küßt mich und lacht. »Ich habe es doch gewußt, daß wir dich wieder hinkriegen.«

Voller Stolz führt sie mich durch ihre große Altbauwohnung mitten im Herzen von Eppendorf. Manfred scheint nicht da zu sein. Auf meine Frage nach ihm antwortet sie nur leichthin: »Erzähl' ich dir später noch.«

Wir bruzzeln uns ein erstes, sehr verspätetes Mittagessen, und machen es uns dann bei einem großen Topf Tee gemütlich.

Katja

Für Helen muß man glücklicherweise nicht großartig putzen. Diese Art von Mutter ist sie nicht. Ich habe ihr ein paar Blumen hingestellt, um ihr zu zeigen, daß ich mich freue über ihr Kommen. Im Grunde haben die Dinge sich gut gefügt, viel besser, als ich zu hoffen gewagt habe. Klar, ich wußte schon, daß die Sache mit Manfred nicht für die Ewigkeit ist, aber daß sie sich so schnell in Wohlgefallen auflöst, habe ich nicht gedacht. Einerseits bin ich erleichtert, andererseits weiß ich, daß er mir oft fehlen wird.

Also, Manfred ist jetzt in Berlin, er hat sich einer Gruppe junger Musiker angeschlossen, die ihm ein konkretes Angebot gemacht haben. Sie haben ihn tatsächlich als Gitarrist und Sänger haben wollen – ich kann es immer noch nicht fassen. Natürlich hat er zugegriffen. Das war auch ganz in Ordnung, solche Angebote hagelt es nicht gerade. Vorgestern hat er das Wichtigste zusammengepackt, nachdem er über die Mitfahrerzentrale eine Fahrgelegenheit organisiert hatte, mir ewige Liebe geschworen und ist verschwunden. Natürlich behält er sein Zimmer, zahlt mir die Miete, kommt regelmäßig. Jedenfalls hat er das gesagt, aber man weiß ja, daß Trennungen fast immer der Anfang vom Ende sind.

Martin kommt auch übermorgen, und ich habe mit ihm verabredet, daß wir Helen überraschen. Ich werde ihr davon kein Sterbenswörtchen sagen, sie vermutet ihn nämlich noch immer mit Freundin in Griechenland.

Ihre Stimme klang am Telefon richtig positiv. Komisch, bei Helen hört man auf Anhieb an ihrem Stimmpegel, wie es ihr geht. Wahrscheinlich weiß sie selbst gar nicht, daß sie in guten Zeiten eine unglaublich lebhafte junge Stimme hat. Ich selbst krieg' diesen Tonfall einfach nicht drauf. Mir liegt das nicht. Und ehrlich, es ist mir auch einfach zu anstrengend, mitreißend zu sein – schon alltägliche Verbindlichkeit kann mich nerven. Das macht mein ausgeprägt norddeutscher Charme, wie Helen es nennt. Sie hat mir mal erzählt, daß sie meinen Vater so gern beschwipst erlebte, weil er dann endlich mal Komplimente machte. Auch ich verwandle mich mit Hilfe von etwas Alkohol manchmal in ein geradezu funkensprühendes Etwas, behauptet jedenfalls Manfred. Da mich Alkohol aber auch immer so vertrauensselig macht, eine Haltung, die ich hasse, lasse ich meistens die Finger davon. Ich habe keine Lust, Leuten Dinge auf die Nase zu binden, die sie eingentlich gar nichts angehen. Es ist schon jedesmal problematisch genug, herauszufinden, wen ich gut genug kenne, um ihm meine etwas komplizierten Familienverhältnisse zu erklären.

Fast alle meine Freunde haben zuerst Vaters Frau kennengelernt und sie natürlich für meine leibliche Mutter gehalten. Oft, wenn die ganze Sache nur kurz dauerte, habe ich sie in dem Glauben gelassen. Warum auch nicht, schließlich habe ich ein gutes Verhältnis zu Erika – jedenfalls heute wieder, wo ich unabhänig bin und mich auch meinen Erziehern gegenüber um Toleranz bemühe. Heute bin ich sogar davon überzeugt, daß Erika besser zu Vater paßt als Helen, wenn ich auch früher oft das Gegenteil gedacht habe. Sicher, Vater hätte sich neben Helen anders entwickelt, die Frage ist nur, wer wen stärker geprägt hätte. Es ist schon gut so, wie es ist.

Hamburg gibt sich heute Mühe mit seinem Wetter, obwohl der September bei uns eigentlich immer schön ist. Haben Helen und Vater nicht im September geheiratet? Mir ist so etwas in Erinnerung.

Und dann steht sie vor mir, und jedesmal bin ich wieder überrascht, daß sie kleiner und schmäler ist als ich. Mit einer Mischung aus Verlegenheit und Glück sieht sie mir in die Augen, und ich nehme sie lachend in meine Arme und küsse sie.

Helen

Wenigstens räumlich ist Manfred schon einmal von Katja getrennt, ich bin ganz froh darüber. So ganz mein Fall ist der junge Mann nicht. Wenn ich ihn auch nur kurz an einem Weihnachtsfest bei meinen Eltern kennengelernt habe, hatte ich doch den Eindruck, daß er äußerst ichbezogen ist. Aber natürlich weiß ich, daß jede Einmischung in Freundschaften der Kinder meist nur das Gegenteil von dem bewirkt, was man verhindern möchte. Es genügt mir, daß Katja gemerkt hat, daß ich ihm gegenüber eine gewisse Skepsis empfinde. Und das hat sie gemerkt, denn sie behauptet, daß ich zumindest in dieser Beziehung kaum etwas vor ihr verbergen kann.

Am nächsten Morgen nimmt Katja mich in eine Ausstellung über italienische Mode der Renaissance mit. Sie spielt ziemlich konkret mit dem Gedanken, ihr Studium mit Schwerpunkt Mode weiterzumachen. »Sicher, Malerei und Graphik ist reizvoll«, erklärt sie mir, »aber es gibt reichlich gute Leute, und ich weiß nicht, ob ich wirklich so außergewöhnliche Ideen habe, um später, in der Werbung zum Beispiel, Erfolg zu haben. Und das ist ja wohl der gängige Weg für einen guten Graphiker, wenn er nicht gerade beim Zeitungslayout hängenbleiben will.«

Erschwerend kommt hinzu, daß Katja die Typen aus der Werbebranche, mit denen sie schon mal flüchtige Kontakt hatte, zum Kotzen findet. Ihr Worthülsen-Partygeschwafel findet sie ausgesprochen öde, wie sie meint, kann sich für sich selbst nicht vorstellen, mit so vielen Worten so wenig auszudrücken. Auch die Modebranche ist hart, das weiß sie, aber sie rechnet sich trotzdem hier mehr Chancen aus.

Für mich ist es ein Erlebnis, mit meiner erwachsenen Tochter durch die Ausstellungsräume zu gehen. Ich bin sehr stolz auf sie. Abends trifft Katja sich mit einer Freundin, nachdem sie mich gefragt hat, ob sie mich wohl allein lassen könne. Sie kann, ich beruhige sie, bin sogar froh, allein mit Rocco zu sein. Als ich später, es dunkelt schon fast, mit Rocco unsere Abendrunde mache, überwältigt mich fast ein Gefühl sentimentaler Wiedersehensfreude. Ich dehne unseren Spaziergang aus, gehe mit Rocco in den kleinen Park um die Ecke und bleibe lange unter den tiefhängenden Zweigen einer riesigen Rotbuche stehen. Von diesem Platz aus kann ich die Fenster meiner früheren Wohnung sehen. Hier habe ich mit Jens gelebt, nachdem ich Karsten Hals über Kopf verlassen hatte. Hier hat unser Sohn Martin seine ersten Schritte gemacht, und hier hat auch Katja ein Kinderzimmer gehabt, dessen Fenster in den Park ging. Als sie das erstemal aus ihrem Fenster sah, zeigte sie begeistert auf das kleine Gartenhäuschen, in dem die Gärtnergeräte aufbewahrt werden, und rief mit ihrer damals schon tiefen Stimme: »Sieh mal, Mami, ein Hexenhäuschen, oh, hier ziehen wir nie mehr weg!« Mir kommen die Tränen. Ich lasse sie laufen, mich sieht ja niemand. Ich fühle gleichzeitig Rührung und Schmerz: die Zeit, diese schnelle Zeit, und nichts kann man festhalten. Ich stehe eine ganze Weile unter der Buche, langsam finde ich ins Heute zurück zu den Dingen, die jetzt gut und wertvoll sind.

Dazu gehört vor allem Pierre, und mir fällt ein, daß er wahrscheinlich schon versucht hat, mich anzurufen. Im Moment ist er in Italien, und die Ferngespräche werden so kurz wie möglich gehalten, aber er besteht darauf, jeden Abend mit mir zu sprechen. Ich bin noch nicht ganz in der Wohnung, als das Telefon klingelt. Ich haste den langen Flur entlang in Katjas Zimmer. Aber es ist nicht Pierre, sondern sein Vorgänger Jens ist am Telefon. Katja hatte ihm erzählt, daß ich nach Hamburg kommen würde.

»Du hättest dich ruhig einmal melden können«, meint er fast vorwurfsvoll.

»Aber ich bin doch gerade erst angekommen«, erkläre ich ihm, »ich hätte mich schon noch bei dir gemeldet.«

Er erzählt mir, daß Martin und Sabine schon wieder aus den Ferien zurück sind. Martin hatte erwähnt, daß er mich in Köln telefonisch nicht erreichen konnte, und so hatte er messerscharf gefolgert, daß ich dann wahrscheinlich schon bei Katja sei. Von Jens erfahre ich, daß Martin noch bis morgen bei meinen Eltern ist und dann mit Sabine ebenfalls für einige Tage nach Hamburg kommt. Die beiden werden bei ihm wohnen, und es wäre doch schön, wenn wir uns alle mal treffen, vielleicht gemeinsam Essen gehen.

»Ganz wie in alten Zeiten«, lockt er mit seiner immer noch so musikalischen Stimme, »was hältst du davon?«

Ich halte nicht nur viel davon, ich bin begeistert und sage sofort zu. Mit Katja werde ich sprechen. Wir verabreden uns für Samstagmittag zum Essen.

»Das Lokal könnt ihr, du und deine Tochter, aussuchen«, schlägt Jens vor. Großzügig war er immer schon, und von Katja weiß ich, daß er jetzt, nachdem ihm gerade wieder eine Ehe in die Brüche gegangen ist, seine Großzügigkeit zu einem ansehnlichen Teil auf Martin und sie verteilt.

Katja und Jens haben erst seit etwa einem Jahr wieder regelmäßig Kontakt miteinander. Damals hatte ihn seine dritte Frau gerade mit großem Aufwand und gesalzenen Geldforderungen verlassen, und der arme Jens hing restlos durch. Von gemeinsamen Hamburger Freunden wußte ich, daß er furchtbar gelitten, entsprechend viel getrunken und sogar Selbstmordabsichten geäußert hatte. Aber er scheint wieder ganz oben zu schwimmen. Katja hatte zur selben Zeit eine Trennung zu verschmerzen, und so schlug ich ihr vor, Jens doch einfach einmal anzurufen. Schließlich war er doch für einige Jahre ihr Zweitvater gewesen und hätte heute vielleicht Spaß daran, sich mit der inzwischen attraktiven jungen Frau zu zeigen. So ein bißchen Neid in den Augen anderer Männer tut der Eitelkeit gut, und was braucht mehr Streicheleinheiten als die männliche Eitelkeit? Mein Vorschlag hatte sich für beide Seiten als nützlich erwiesen, und die beiden waren fast zu Freunden geworden.

Ich bin mir gar nicht sicher, ob Katja das jemals ihrem Vater gegenüber erwähnt hat. Er könnte sich unter Umständen verletzt fühlen. Und vorstellen kann ich mir das besonders gut, wenn er so wie ich die Worte gehört hätte, die seine Tochter neulich mit jugendlicher Gelassenheit ausgesprochen hat: »Wie konnte mein Vater nur so blöd sein und nicht begreifen, welche Gefahr Jens bedeutete, als er das erstemal bei euch auftauchte. Bei mir hätten alle Glocken Sturm geläutet.«

Und der Gipfel war wohl ihr Zusatz: »Ich jedenfalls kann dich gut verstehen.« Dieser kleine Satz hat, als sie ihn aussprach, bei mir eine ganze Portion Schuldgefühle gelöscht. Vermutlich weiß sie bis heute nicht, wie wichtig er für mich war. Es ist wahr, ich handle oft impulsiv, und dennoch wünsche ich mir hinterher eine Rundum-Absegnung. Typisch Alkoholiker, würde jetzt garantiert jemand aus unserer Gruppe sagen, wenn ich das in einem Meeting ausgesprochen hätte. »Wir wollen immer Streicheleinheiten, Zustimmung, von allen geliebt werden.« Extremes Harmoniebedürfnis nennen es auch manche.

Morgen muß ich mir eine Hamburger AA-Gruppe suchen. Jürgen hat mir einige Telefonnummern mitgegeben. Es wird mich Überwindung kosten, jemand Fremden anzurufen, aber es wird ein Fremder sein, der mein Problem am eigenen Leib erfahren hat.

Pierre meldet sich heute erst gegen Mitternacht. Er ist deutlich angetrunken und sehr liebevoll am Telefon. Beschwörend meint er, ich solle mir an ihm nur kein schlechtes Beispiel nehmen. Ich beruhige ihn lachend. Im Augenblick fühle ich mich so sicher, daß nicht mal der Gedanke an Alkohol aufkommt. Aber etwas macht mir doch Sorgen: Wird es in Zukunft immer so sein? Wird jetzt jeder in meiner Umgebung Hemmungen haben, ein Glas Wein oder Bier zu trinken? Wird Pierre nicht mehr seinen Early-morning-Tea, wie er sein erstes Bier oder Glas Rotwein nennt, genüßlich vor mir zu trinken wagen?

Im Augenblick fällt mir darauf keine Antwort ein. Es muß ja

auch noch gar nicht sein. Ich habe viel Zeit, über unseren zukünftigen Alltag nachzudenken. Warum schon jetzt die Pferde scheu machen…

Katja

Typisch Jens! Er muß wieder mal der erste sein. Als ich nach Hause komme, hat Pierre gerade angerufen, und Helen ist noch putzmunter. Sofort erzählt sie mir, daß Jens sich gemeldet hat, natürlich hat er verraten, daß Martin morgen kommt. Jetzt ist meine Überraschung im Eimer. Aber auf Samstag freue ich mich, da werde ich mal wieder richtig schlemmen. Helen schickt mich ins Bett, da ich morgen früh für einige Stunden arbeiten gehen will und fit sein muß. Rocco lümmelt sich im Halbschlaf auf einer alten Decke, eine richtige Familie habe ich in meiner Wohnung.

Ich kann nicht gleich einschlafen und denke noch ein wenig über Helen nach. Zuerst hat es mich beunruhigt, daß sie die Therapie erst einmal aufgegeben hat. Aber sie hat mir versichert, daß sie keinesfalls eine Entscheidung *gegen* eine Therapie getroffen hat, sondern lediglich abwarten will. »Ich lasse alles offen, Katja«, hat sie mich beruhigt, »Ich verspreche dir und mir selbst, daß ich sofort, wenn ich mich gefährdet fühle, alles unternehme, um in eine Fachklinik zu kommen. Aber ich muß mir doch wenigstens die Chance lassen, es selbst zu probieren. Die Voraussetzungen sind doch diesmal wirklich ganz anders als früher. Vorher hatte ich einfach noch nicht aufgegeben. Ich habe bisher immer mich für stärker gehalten als den Alkohol. Erst jetzt habe ich begriffen, daß er mir eine Niederlage nach der anderen beibringt. Und nicht nur das, ich weiß, daß er mich schließlich töten würde. In München war ich sehr nah dran, mich mit dem Zeug umzubringen. All die Umstände, die dort zusammengetroffen sind und mir schließlich die Augen geöffnet haben, halte ich heute für eine glückliche Fügung.«

Ja, es klang richtig. Ich jedenfalls bin überzeugt, daß sie es richtig macht, indem sie sich Zeit läßt. Sie hat mir auch versichert, daß sie überhaupt kein Bedürfnis nach Alkohol hat, obwohl sie das auch früher schon gesagt hat. Suchtdruck, so heißt das in der Fachliteratur, kennt sie gar nicht. Ich glaube ihr, warum sollte sie mich belügen? Sie weiß doch, daß ich ihr helfen möchte. So richtig vorstellen kann ich mir unter diesen AA-Meetings eigentlich nichts, aber für Helen scheinen sie hilfreich zu sein. Wichtig ist wahrscheinlich, daß man in so einer Gruppe absolut ehrlich miteinander umgeht. Helen hat mir erklärt, daß es Vorwürfe untereinander einfach nicht gibt. Man macht lediglich seinen Standpunkt zu einer Situation klar, indem man erzählt, wie man sich selbst in dieser oder jener Lage gefühlt oder wie man reagiert hat. Das Wichtigste scheint mir, daß alle mit derselben Erfahrung in die Gruppe kommen und darum auch eine Art Ur-Vertrauen da ist. Etwas sehr Grundsätzliches weiß man voneinander, darum kann man auch auf das sonst übliche gesellschaftliche Versteckspiel und Imponiergehabe verzichten. Und wenn ihr die Gruppe nicht ausreichen sollte, meint Helen, kann sie eventuell beim Blauen Kreuz eine ambulante Gesprächstherapie machen. Das hat ihr eine Dame, mit der sie gesprochen hat, schon angeboten. Im Moment ist sie jedenfalls erst einmal bei mir und fühlt sich wohl.

Da fällt mir ein, daß in meinem Kühlschrank noch ein Rest Wodka von Manfred steht. Ich habe gar nicht daran gedacht, ihn wegzustellen, hatte ihn einfach vergessen. Aber wenn ich ihn jetzt heimlich verstecke, sieht das so nach Mißtrauen aus, und Helen, die die Flasche bestimmt längst gesehen hat, fühlt sich verletzt.

Wie es Manfred wohl geht? Eigenlich hätte er sich doch schon einmal melden können. Im Grund habe ich ihn wirklich gern. Daß er nicht meine große Liebe ist, hat er doch von Anfang an gewußt. Helen hat gemeint, ich hätte mir schon fast die erste Scheidung erspart. Sie wurde nämlich mit dreiundzwanzig Jahren das erstemal geschieden, und so alt bin ich bald. Wahnsinn, so jung zu heiraten! Mir war schon immer klar, daß ich frühestens mir dreißig an so etwas denke.

Helen

Sonnenstrahlen wecken mich, und kaum setze ich einen Fuß auf den Boden, ist Rocco schon bei mir. Jeden Morgen das gleiche Ritual. Noch im Halbschlaf muß ich seine stürmische Begrüßung über mich ergehen lassen. Anschließend läßt er mich dann nicht mehr aus den Augen. In jedes Kleidungsstück wüde er mich am liebsten persönlich hineinbugsieren, damit es schneller geht. Die erste Stunde nach dem Aufstehen gehört Rocco, und er besteht ausdrücklich auf diesem Recht.

Ich kaufe mir eine Morgenzeitung und besetze eine Parkbank, während Rocco verbotenerweise Enten jagt und Hündinnen belästigt. Auf dem Rückweg nehme ich frische Brötchen mit. Auch Frühstück ist neu für mich – Pierre frühstückt nie –, und ich will es gleich mit Katja genießen. Sie ist schon fertig angezogen und in Eile. Reißt mir die Tüte mit den duftenden Brötchen aus den Händen und beißt in den goldbraun gebackenen, knisternden Teig.

»Tu doch wenigsten Butter drauf«, bitte ich sie. Aber Katja hat keine Zeit. Sie muß ins Büro und für Knete sorgen, wie sie mit vollem Mund erklärt. Ach, wie schade, ich hatte ganz vergessen, daß sie so früh weg muß. In den Semesterferien geht sie täglich für ein paar Stunden ins Büro. Ein Glücksfall, daß sie diesen Job bekommen hat. Sie kann sich nämlich die Arbeitszeit selbst einteilen und rechnet dann nach Stunden ab. Ja, eine tüchtige Tochter habe ich, unabhängig und selbstbewußt. Um sie ist mir nicht bang.

Katja fällt fast über Rocco, als sie zur Tür hetzt und mit einem »Bis nachher« verschwindet. Heute kommt Martin. In ungefähr acht Stunden wird er vor der Tür stehen. Ich habe meinen Sohn mehr als vier Monate nicht mehr gesehen, zuletzt im Mai, kurz nach dem Abitur, bei meinen Eltern. Wir haben ein völlig unkompliziertes Verhältnis. Ihm gegenüber habe ich ein fast reines Gewissen, denn von ihm war ich niemals wirklich getrennt, selbst wenn wir uns einmal eine Zeitlang nicht gesehen haben. Er bringt Sabine mit, und auf sie freue ich mich auch. Sabine ist nicht nur für Martin, sondern auch für meine Eltern und mich ein Glücksfall, denn sie entlastet uns kolossal. Seit gut zwei Jahren hat sie die Erziehung Martins zu einem halbwegs erwachsenen Mann fest in ihre kleinen braunen Hände genommen. Gut gewachsen und dunkelhaarig, könnte sie mit ihren riesigen braunen Augen Werbung für Sonnenöl oder Ferien in der Karibik machen. Aber Sabine tut nichts dergleichen, sondern sie geht zur Schule. In einem Jahr hat auch sie ihr Abitur in der Tasche, weil man das heute ja braucht, nicht etwa weil sie unbedingt studieren will. Und dann, da bin ich ganz sicher, wird Sabine einen brauchbaren, immer wieder auszuübenden Beruf ergreifen.

Gegen Mittag rufe ich Helga an, deren Telefonnummer ich von Jürgen habe. Sie gibt mir die Termine von Meetings und die dazugehörenden Adressen durch, lädt mich in ihre eigene Gruppe ein und ist überhaupt sehr hilfreich. Aber ich kenne Hamburg und habe immer noch genügend Freunde, die dafür sorgen, daß mir die Zeit nicht lang wird.

Ich kaufe ein, weil ich unseren Gästen heute abend einen leckeren Braten vorsetzen möchte, und genieße mal wieder das seltene Gefühl, für meine Kinder zu kochen. Wann habe ich schon mal beide auf einmal um mich? Meistens beschränkte sich das auf einen gemeinsamen Weihnachtstag bei meinen Eltern. Im Kühlschrank steht noch immer die Flasche mit dem Rest Wodka. Ob Katja sie absichtlich dort stehengelassen hat? Ich komme wirklich nur ganz kurz auf den Gedanken, daß Katja mich vielleicht prüfen will. Das ist einfach zu albern, aber auch dieser Gedankengang zeigt mir wieder, daß mir meine Unbefangenheit, was die Kombination von Umwelt und Alkohol betrifft, verlorengegangen ist. Ob Katja jemals mit ihrem Vater über mein Problem gesprochen hat? Ich kann es mir nicht vorstellen. Überhaupt glaube ich, daß sie die Welten von Karsten und mir strikt auseinanderhält.

Hin und wieder versuche ich mir vorzustellen, wie es mit Karsten und mir wohl weitergegangen wäre, wenn ich ihn damals nicht verlassen hätte. Mir scheint es an Phantasie zu fehlen, denn ich kann es mir nicht vorstellen. Unsere kurze gemeinsame Zeit liegt so lange zurück, daß selbst die guten Erinnerungen schon verblassen. Wir waren zwei wilde Kinder, beide viel zu unreif für eine Ehe. Aber wir hatten geheiratet, weil Katja sich ungeplant angekündigt hatte. Ich hatte mich mit Händen und Füßen gegen eine Abtreibung gewehrt. Damals hieß es noch Abtreibung, das Wort Schwangerschaftsunterbrechung mit seinem sachlichen Klang hatte sich noch nicht durchgesetzt gehabt. Die Pille war in Deutschland noch in der Experimentierphase, und das Knaus/Ogino-System war leider nicht immer zuverlässig.

In unserem kurzen Zusammenleben floß reichlich Alkohol. Karsten, der sein Studium noch nicht allzu lange abgeschlossen hatte, rettete nicht nur seine Verbindungsstudentenfreunde, sondern auch ihre Manieren in unser Zusammenleben. Aber all das war es nicht gewesen. Es war nicht seine Schuld, aber sicher war auch ich nicht dafür verantwortlich, daß es nach Katjas Geburt im Bett nicht mehr klappte. Die von mir um Rat gefragten Ärzte waren eher peinlich berührt als hilfreich. Und in diese Konstellation platzte dann Jens eines Tages hinein: charmant, vielgereist, gebildet, rücksichtslos und nur auf eines aus, mich für sich zu gewinnen. Es war ihm schließlich gelungen, mehr war dazu eigentlich nicht zu sagen. In der Nacht, als ich Karsten die Wahrheit ins Gesicht sagte, war ich nicht nüchtern. Nicht, daß ich wirklich betrunken gewesen wäre, nein, gerade verändert genug, um meiner Spontaneität die Zügel schießen zu lassen. Folgen nicht einzukalkulieren. Also auch damals war schon Alkohol im Spiel gewesen.

Und Freund Alkohol war auch in meiner zweiten Ehe, den fünf Jahren mit Jens, immer dabei. Eine Zeit, die man wohl am besten mit himmelhoch jauchzend – zu Tode betrübt beschreibt. Jens war voller Einfälle, Unternehmungslust, Lebensfreude und Großzügigkeit. Aber natürlich gab es bei so viel Glanz auch Schattenseiten. Jens war überempfindlich, schon ein falscher Blick konnte ihn für Stunden zum Verstummen bringen. Er war skrupellos, wenn es um seine eigenen Interessen ging, und solange er mich als absolut sicheren Besitz empfand, konnte er ausgesuchte Unverschämtheiten, mit Vorliebe vor Gästen, gegen mich abschießen. Meine Verliebtheit ließ mich zwei, drei Jahre lang alles entschuldigen. Jens hatte eine schwierige Kindheit gehabt, seine Mutter war im Krieg Witwe geworden, und das frühe Alleinsein hatte sie fast gemütskrank gemacht. Es gab so viele Erklärungen und Entschuldigungen für charakterliche Ungereimtheiten.

Auch ich machte Fehler. Voller Bemühen, diese zweite Ehe richtig zu führen, paßte ich mich kompromißlos an und verzichtete vorübergehend beinahe auf eigene Eigenschaften. Diese Ehe sollte einfach gutgehen, ich wollte meinen Eltern nicht noch einmal den Schock einer Scheidung zumuten. In ihrem Heidedorf war eine Scheidung immer noch eine mittlere Ungeheuerlichkeit.

Martin kam auf die Welt, und Jens erreichte durch ein Gespräch unter Männern, daß Katja in unseren Haushalt kam. Karsten behielt das Sorgerecht, was aber nicht bedeuten sollte, daß er die Mutter von ihrem Kind trennen wollte. In der großen Altbauwohnung mit den Fenstern auf den kleinen Park, der im Frühjahr von flammendem Rhododendron überquoll und in dem ich noch gestern abend gestanden hatte, verbrachte ich gute Jahre. Die Atmosphäre dieser Zeit war für mich geprägt von Sicherheit. Abends atmeten die Kinder in meiner Nähe, jedes in seinem Zimmer, und ich fühlte mich in der geräumigen Wohnung sicher wie in einer Burg. Jens war oft wochenlang beruflich im Ausland und überschüttete mich bei jeder Heimkehr mit exotischen Geschenken. Und trotzdem war unser Zusammenleben schon von Zerstörung bedroht. Mißtrauen nistete sich ein, und Eifersucht stand bald täglich zwischen uns. Jens hatte begriffen, daß ich ihm nicht mehr rückhaltlos gehörte und wurde damit nicht fertig.

Im letzten Jahr unserer Ehe schlug Jens einmal nachts betrunken und blind vor hilflosem Zorn auf mich ein, so daß ich laut um Hilfe schrie. Katja wachte auf und wurde Zeuge dieses Kampfes zweier Menschen, die sie beide liebte und die ihr eigentlich Vorbild sein sollten. Ich wußte, daß unser Zusammenleben damit praktisch beendet war. Ich konnte meinen Mann nicht mehr lieben. Er behauptete, mich immer noch zu lieben, aber an mir zu zerbrechen. Wahrscheinlich ist, daß wir beide so nicht mehr leben konnten. Wir einigten uns schließlich darauf, uns freundschaftlich zu trennen, da Jens auf keinen Fall in einer arrangierten Ehe leben wollte.

Ich war noch jung genug, um mich noch einmal auf eigene Füße zu stellen, obwohl ich keine Vorstellung davon hatte, wie so etwas wohl aussehen könnte. Katja, und das war das Schlimmste für mich, mußte ich ganz wieder zu ihrem Vater zurückgeben. Mir war längst klar gewesen, daß ihr Verbleiben in unserer Familie eine reine Zeitfrage war, denn irgendwann hätte die Siebenjährige sicher ihr nächtliches Erlebnis ihrem Vater erzählt.

So zog sie also jetzt endgültig zu Karsten, der längst wieder geheiratet hatte und dessen blutjunge Frau bereits das zweite Kind erwartete. Das war es, was Karsten sich immer gewünscht hatte: eine gesunde, große Familie, die alte Werte hochhielt, deutsch vom Scheitel bis zur Sohle im positivsten Sinne. Die Scheidung von Jens war für meine Eltern wahrscheinlich schmerzhafter als für mich, denn Jens und ich blieben tatsächlich Freunde. Jahre später erst haben wir noch einen im Grunde völlig überflüssigen Streit vor Gericht ausgetragen, aber auch der ist längst vergessen.

Jens gehört zu den Menschen, auf deren Charme man sich immer wieder gern einläßt, nur würde ich jeder Frau dringend abraten, ihn zu heiraten. Er gehört zu den Männern, die niemals das Stadium des Werbenden hinter sich lassen, die sich niemals ihres ›Besitzes‹ ganz sicher fühlen dürfen, denn diese Ungewißheit treibt sie zu Höchstleistungen in jeder Beziehung.

Und wenn ich mir Martin betrachte, wie er Sabine manchmal behandelt, so habe ich öfter den Eindruck, daß der Apfel nicht weit genug vom Stamm gefallen ist. Aber Sabine kann ihre Interessen durchaus vertreten und durchsetzen.

Katja kommt gegen vier nach Hause und freut sich auf eine halbe Stunde in der Badewanne. Sie legt eine Platte auf (merkwürdig, wie wenig ich Musik vermisse, in der letzten Zeit höre ich kaum welche), guckt in die Töpfe und verschwindet mit der Frage, ob ich ihr gleich mal den Rücken schrubben kann, im Badezimmer. In drei Stunden kommt Martin.

Katja

In heißem Wasser scheine ich mich am besten zu regenerieren. Schon nach wenigen Minuten fühle ich mich entspannt und frisch. Allerhand Aufwand, den Helen da für ihren Sohn treibt. Na, sie hat ihn ja auch eine ganze Weile nicht mehr gesehen. Manchmal frage ich mich, ob eine Mutter wirklich alle Kinder gleich stark lieben kann. Ich habe schon hin und wieder das Gefühl, daß Helen Martin mehr liebt als mich. Schließlich ist er immer bei ihr gewesen, und er ist der Jüngere. Bin ich eigentlich eifersüchtig? Ich weiß es nicht genau, aber sicher ist, daß Martin immer in den größeren Glückstopf greift als ich. Allein, daß er auf Anhieb einen Studienplatz in Hamburg bekommen hat, spricht schon wieder mal für sich. Naja, immer ist er eigentlich auch nicht bei Helen gewesen.

Als sie damals in Köln für den Rundfunk gearbeitet hat, war er wochentags bei Freunden. Und später, als sie mit Pierre in München wohnte, ist Martin von dort eines Tages wieder zu den Großeltern gezogen. Schon damals drohte Martin ihr über den Kopf zu wachsen, hat sie mal erzählt, er konnte sie einfach um den Finger wickeln. Noch heute ist sie überzeugt, daß er bei ihr niemals das Abitur gemacht hätte. Weder Pierre noch sie hätten die nötige Strenge aufgebracht oder ihn ausreichend motivieren können. Mit Charme allein schafft man es leider nicht, selbst Martin nicht, der eine ganze Menge davon hat, wenn er will. Daran muß es wohl auch liegen, daß Sabine es immer noch mit ihm aushält. Oder sie ist ein mütterlicher Typ, obwohl sie ganz und gar nicht mütterlich aussieht. Attraktiv, wie sie ist, könnte sie ganz andere Freunde haben als meinen Bruder, der mir mit seinem Lippenbärtchen manchmal ein bißchen Vorstadt-casanovahaft vorkommt. Wenn ich ehrlich bin, beneide ich die beiden um ihre Beständigkeit. Ziemlich ungewöhnlich so etwas, in ihrem Alter.

Na, immerhin hat meine erste Liebe, Torsten, auch fast drei Jahre gedauert. Bis er dann sein Studium in Berlin anfing. Komisch, bei mir scheinen sich alle Männer nach Berlin abzusetzen, ein äußerst eigenwilliger Trend. Im Augenblick fühle ich mich ziemlich leer. Die Geschichte mit Manfred ist so gut wie beendet, und niemand anderer ist in Sicht. Wie ich mich kenne, werde ich jetzt wieder monatelang allein gelangweilt auf Partys rumstehen, vergeblich hinter Freundinnen hertelefonieren und von unbrauchbaren Typen angequatscht werden. Einfach unglaublich, wieviel Schrott unter Männern rumläuft. Ina trägt sich neuerdings auch mit ernsthaften Heiratsabsichten, dann ist wieder eine Freundin für meine Welt verloren. Ich kann diesen Drang in die staatlich bestätigte Zweisamkeit einfach nicht nachvollziehen. Andererseits, wenn man Kinder haben will, darf man auch nicht ewig warten. Früher war ich mir mal ganz sicher, daß ich auf Kinder mit links verzichte, aber jetzt denke ich doch manchmal anders darüber. Aber wie soll so etwas laufen? Jetzt stecke ich mitten im Studium, bis ich fertig bin und mir eine Position aufgebaut habe, bin ich fast zu alt, um noch so ganz unbedarft Mutter zu werden. Entscheide ich mich aber gleich nach dem Examen für ein Kind, sieht es mit dem Beruf wieder übel aus. So oder so, es läuft auf Probleme hinaus, ganz klar.

Man sieht ja bei Helen, in welche Konflikte Kinder eine Frau bringen können. Manchmal glaube ich, daß sie sogar heute, nach all diesen Jahren, noch Schuldgefühle mir gegenüber hat. Vielleicht kein Wunder, denn sie gehört noch zu der Generation, die bei dem Wort Mutterliebe unter Leistungsdruck gerät.

Dabei hat sie es doch richtig gemacht, immer wieder habe ich ihr das gesagt. Ich bin froh, daß sie sich in den Jahren meiner Kindheit so zurückgehalten hat. Ich war damals so auf meine neue Familie fixiert, daß ich Streitereien um Besuchsrechte nur als Störung empfunden hätte. Höchst wahrscheinlich wären wir unter solchen Umständen niemals richtige Freundinnen geworden, sondern hätten bestenfalls eine bemüht-friedliche Mutter-Tochter-Beziehung. Im Grunde weiß sie das auch selbst, aber sie trauert eben heute noch manchmal um alle die Jahre, die ich ohne sie aufgewachsen bin. Ich versuche ja auch, das zu verstehen.

Punkt acht Uhr stehen Sabine und Martin vor der Tür. Sabine ist braun wie eine Kaffeebohne, unglaublich gut steht ihr das. Martins Bärtchen leuchtet blond getönt von der Sonne, auch er kann sich sehen lassen. Mein Typ wäre er zwar nie, aber muß er ja auch nicht.

Natürlich gibt es eine Riesenbegrüßung, und Rocco, dieser unerzogene Köter, hängt sich sofort mit rein und macht sich wie üblich zum Mittelpunkt. Helen strahlt vor Stolz, und Martin läßt sich mit schräggehaltenem Kopf und hochgezogener Augenbraue von ihr küssen. Muß irgendwie doch ein gutes Gefühl sein, zwei erwachsene Kinder zu haben.

Auch ich habe mich rausgeputzt mit Make-up und Klunker an den Ohren. Viel mehr kann ich aus mir nicht machen. Es ist ein angenehmer, unkomplizierter Abend. Wir schlagen uns die Bäuche voll und trinken alle, bis auf Helen, Weißwein. »Das stört mich überhaupt nicht«, hat sie sofort versichert, als die Flasche auf den Tisch kam.

Es ist schon fast ein Uhr, als sich Martin und Sabine von uns verabschieden. Sie übernachten bei Jens. Er hat in seinem Penthaus mehr Platz als ich. Helen schnappt sich noch einmal Rocco, um mit ihm um den Block zu gehen.

»Dann läßt er uns morgen früh länger schlafen«, erklärt sie und gibt mir einen Gutenachtkuß.

Helen

Die Nachtluft ist lauwarm und samtweich. Rocco veranstaltet mal wieder das reinste Rennen von einem Baum zum anderen, aber ich bin so in meine dankbaren Gedanken versponnen, daß er mich gar nicht ablenken kann. Wie lange ist es her, daß ich in einem Hotelbett aufgewacht bin mit zitternden Händen und Horror in Bauch und Kopf? Erst knapp drei Wochen sind seit diesem Sonntag vergangen, und ich habe allen Grund zur Dankbarkeit.

Wie erwachsen Martin geworden ist – es ist nicht aufzuhalten, er ist dabei, ein Mann zu werden. Ich bin ihm dankbar, daß er so unbefangen mit mir über mein Alkoholproblem sprechen kann, daß er ohne Scheu Wein zum Essen mitgebracht hat und von vornherein damit eine völlig unverkrampfte Stimmung möglich gemacht hat. Ich denke an Pierre, der im Laufe des Abends angerufen hat und dessen Stimme fröhlich klang, obwohl er im sonnigen Italien jeden Tag Regen hat und daher mit den Dreharbeiten schon leicht im Verzug ist. Ich bin sicher, daß er sich mit mir freut über jeden neuen nüchternen Tag.

Und dennoch ist da immer wieder, gerade in Augenblicken der Freude wie diesem, eine kleine leichtsinnige Stimme in meinem Hinterkopf, die immer wieder bohrt: Natürlich kannst du trinken. Du bist doch dabei, dein Leben wieder in deine eigenen Hände zu nehmen, dir zu beweisen, daß du durchaus allein lebensfähig bist. Warum solltest ausgerechnet *du* nicht trinken können? In den ersten Tagen habe ich diese hartnäckige Stimme immer sofort ängstlich zum Schweigen gebracht. Jetzt versuche ich es mit einer anderen Taktik, lasse mich auf ein Zwiegespräch mit dieser Stimme ein. Die Stimme suggeriert mir: Probier es doch mal, du bist doch dabei, dein Seelenleben in Ordnung zu bringen, dir selbst wieder genug Platz einzuräumen, ein kleiner Schluck würde dir nur guttun.

Und ich lasse meinen Verstand antworten: Es geht mir gar nicht um den Schluck Wein, ich mag gar keinen Wein. Mir geht es um die Möglichkeit, meine Stimmung zu manipulieren. Und wenn mir das gelungen ist, habe ich auch mein Denken verändert. Und was mein verändertes Denken mir antut, weiß ich einfach nicht. Oder besser noch, ich weiß es.

Für heute genügt es – die Stimme verstummt. Und schon Sekunden später ist jeder Gedanke an Alkohol unvorstellbar weit. Ich kann gar nicht begreifen, was sich eben gerade noch in meinem Kopf abgespielt hat. Aber ich ahne, daß ich mit dieser sehr leisen, aber unüberhörbaren Stimme noch viele Gespräche führen werde.

Ich erinnere mich an die Worte von Ellen im letzten Meeting. »Paß gut auf in Hamburg. Die Sucht kommt nicht durch die Tür, sie kommt durch die Ritzen.« Wie ich das Wort Sucht hasse – auch jetzt noch. Was würde ich darum geben, wenn die Alkoholabhängigkeit einen dekorativeren Namen hätte, wenn ihr ein eindeutig körperliches Leiden zugrunde läge, auf das jeder Mediziner exakt seinen Finger legen könnte. Hier so ganz allein in der Dunkelheit gestehe ich mir ein, daß ich Qualen leide, wenn die Reihe in der Gruppe an mich kommt und ich mich vorstellen muß mit den Worten: »Ich heiße Helen, ich bin Alkoholikerin.« Die anderen sagen es mit geradezu provozierender Selbstverständlichkeit, finde ich manchmal, fast so, als seien sie im Grunde ganz froh, mit diesem Wort den Schlüssel zu einer Gemeinschaft zu besitzen. Ich kann mir noch immer nicht vorstellen, eines Tages so locker und selbstverständlich mit diesem Wort umzugehen. Der Gedanke an meine letzte Niederlage in München ist noch zu frisch, ich fühle, daß ich viel mehr Abstand haben muß. Und Abstand bringt nur die Zeit, die vergeht, ohne daß ich trinke. Jetzt zähle ich bereits die Wochen, freue mich auf die Monate und warte ungeduldig darauf, nüchterne Jahre zu zählen. Fast vergesse ich dabei, daß ich ja mit jedem gewonnenen Jahr auch älter geworden sein werde.

Noch immer sind meine Nächte mit alkoholischen Träumen gefüllt. Ich trinke heimlich, verstecke Flaschen, werde dabei immer wieder überrascht und versuche, mich zu rechtfertigen, oder lüge verzweifelt. Oft wache ich vor Entsetzen kurz auf und drehe mich dann erleichtert auf die andere Seite: Ich träume nur, es geschieht mir nicht wirklich. Langsam wird mir klar, welch eine ungeheure Belastung mein Trinken für mich selbst war, wie es meinen Kopf in Anspruch genommen hat. Es ist ein gutes Gefühl, zu spüren, wie er Tag für Tag ein bißchen freier wird.

Katja

Natürlich ist es Rocco wieder irgendwie gelungen, in mein Zimmer zu schlüpfen. Seine kalte Nase, die er immer wieder gegen meine Hand stößt, weckt mich. Ich kann mir heute Zeit lassen, es ist Samstag. Kein Büro und noch immer Semesterferien. Schlaftrunken und ungekämmt gucke ich in die Küche. Helen kocht gerade Tee.

»Wie willst du dein Ei?« fragte sie. »Wenigstens heute können wir doch mal richtig gemeinsam frühstücken.«

»Aber Jens kommt doch schon um elf, und ich habe mir fest vorgenommen, ein Loch in sein Portemonnaie zu futtern.«

»Dann iß wenigstens ein halbes Brötchen mit und setz dich einen Augenblick zu mir«, bettelte Helen.

Ich schlurfe noch einmal in mein Zimmer zurück und hole meine Zigaretten. Helen ist morgens immer gleich von erschreckender Munterkeit. Ich dagegen brauche Zeit, genieße es aber, von ihr unterhalten zu werden. Also gut, ein halbes Brötchen ihr zuliebe, damit ich anschließend meine Zigarette ohne Kommentar rauchen kann. Obwohl ich ihr lassen muß, daß sie selten kommentiert. Sie gehört zu den Müttern, die nicht ständig auf dem Ich-mein-es-doch-nur-gut-mit-dir-Trip sind, das macht das Zusammenleben mit ihr auch so wenig strapaziös.

Nur widerwillig werde ich munter. Die Kleiderfrage ist noch zu regeln. Wir beratschlagen hin und her. Ich schlage Helen weiße Jeans und einen leuchtend blauen Pullover vor, der ihr besonders gut steht. Obwohl sie einwendet, daß dieses ewige Blau-Weiß ihr schon zum Hals raushängt, überrede ich sie mit Leichtigkeit. Schließlich bin ich hier der Modeexperte.

Für mich selbst wähle ich Beigetöne. Normalerweise machen

sie mich blaß, aber ich habe noch einen guten Rest Ostseebräune, und damit kann ich mir Beige leisten.

Ich weiß nicht so genau, ob ich die kleine Mutter unbedingt ausstechen will, aber sicher ist, daß ich anders aussehen möchte als sie. Ich habe die Unverschämtheit von Jens – »deine Mutter war in deinem Alter ein Stück schöner als du, das muß mal gesagt werden« – noch im Ohr. Und später, mit zunehmendem Alkoholpegel, hat er mir dann ganz eindeutig den Hof gemacht, und meine Mutter wurde nicht einmal mehr erwähnt.

Dabei hatten wir uns damals eigentlich getroffen, um uns etwas vorzuweinen. Helen hatte das arrangiert, es war eine ihrer wirklich brauchbaren Ideen. Ich habe seitdem eine richtige Freundschaft aufgebaut zu dem früheren Familienmitglied Jens. Ist klar, daß ich Vater das nicht gerade auf die Nase binde, er würde es garantiert nicht gut finden, es würde wahrscheinlich so ein altes Verletztsein wieder wachmachen. So etwa in der Richtung: »Jetzt fällt meine Tochter auch noch auf den Typ rein.« Das muß ja nicht sein.

Kurz nach elf stehen Jens und Martin vor der Tür. Sabine ist nicht mitgekommen, sie spielt am Nachmittag Handball, hat also keine Zeit.

Jens zieht wieder die große Charme-Schau alter Schule ab. Helen ist Mittelpunkt. Sie sitzt vorn im Wagen neben ihm. Wir ›Kinder‹ und der Hund kommen in den Fond, ganz wie sich das gehört. Ich schlage ein französisches Restaurant vor, von dem ich genau weiß, daß es gut und teuer ist. An einem großen runden Tisch, auf den einiges draufgeht, nehmen wir Platz, und ich genieße die Ouvertüre zum großen Fressen. Das Kartenreichen, das eifrige Notieren, die Beflissenheit, mit der der erste Pernod gereicht wird. Reich sein hat schon seine Vorteile: Schöne Dinge sind nicht nur zum Bewundern da. Mein ausgeprägt teurer Geschmack und meine Vorstellung von Lebensqualität und Stil haben mir immer im Weg gestanden, wenn die Frage auftauchte, ob ich mich bei den Hausbesetzern engagieren, so grün werden, daß ich nur noch in Selbstgestricktem rumlaufen mag, oder mich den Berufsdemonstranten anschließen soll. In dieser Beziehung bin ich mehr ein Kind meines Vaters als meiner Zeit.

Die Speisekarte kann sich sehen lassen, ich schlage erbarmungslos zu. Mit einem Ohr höre ich, wie Helen die Filetspitzen in Erwägung zieht. »Wunderbar zart, aber sie sind in Sherry-Sauce«, unterbricht Jens sie. »Das ist wohl nichts für dich, Helen.«

Ist ja erstaunlich, wie gut Jens informiert ist. Aber er hat recht. Helen darf nicht einmal mehr Saucen, Kuchen, Pralinen oder Eis mit Alkohol essen. Jeder Tropfen könnte einen Rückfall einleiten. Schwer nachzuvollziehen, aber das sind nun einmal die Erfahrungswerte.

«Ich wüßte gern, woher du den Mut genommen hast, zu den Anonymen Alkoholikern zu gehen?« möchte Jens wissen, als wir bei Kaffee und Cognac angekommen sind. »Entschuldige, wenn das Thema dich belastet, lassen wir es lieber, aber es interessiert mich wirklich.«

Ich finde schon, daß wir das Thema lieber lassen sollten, aber Helen lächelt völlig unbefangen, es scheint ihr wirklich nichts mehr auszumachen, über das Thema Alkohol zu sprechen. Sie erzählt, daß sie selbstverständlich schon lange über die AA-Gemeinschaft informiert ist. Sie hat sich früher schon beruflich dafür interessiert. Ja, sie hat sogar schon einmal vor Jahren vor einer AA-Kontaktstelle gestanden. Das war rein zufällig gewesen, und sie hatte lachend zu Pierre gesagt: »Da gehören wir eigentlich beide hin.«

Aber selbstverständlich war ihr niemals ernsthaft der Gedanke gekommen, die Hilfe dieser Leute wirklich nötig zu haben. Die Entscheidung, einmal mit AA-Mitgliedern zu sprechen, war erst ein halbes Jahr später gefallen, als sie in einen Verkehrsunfall verwickelt wurde und ihren Führerschein verlor.

Wir fahren an die Elbe, und Rocco genießt nach dem langen Autohocken seine Freiheit. Der Abend endet schließlich zu Hause bei Jens. Es wird sehr feucht und sehr spät. Im Laufe der

Stunden haben sich noch Eva, eine frühere Gespielin von Jens, ihr neuer Verehrer und zwei alte gemeinsame Freunde von Jens und Helen eingefunden. Niemanden scheint es zu stören, daß Helen nichts trinkt. Ich glaube fast, es fällt nicht einmal auf, so beschäftigt sind alle mit sich selbst. Außerdem kann Helen ohne Stimmungsmacher Alkohol fröhlich sein; wesentlich besser als ich, darum beneide ich sie auch ein bißchen. Allerdings kann ich mir auch vorstellen, daß ihr unser lautes Durcheinander irgendwann ganz schön auf die Nerven geht. Den Vogel schießt Jens ab, als er gegen Mitternacht laut und vor Zeugen versichert, daß Helen die große Liebe seines Lebens gewesen sei. Mit großen Augen, denen er einen nachdenklich-schmerzlichen Ausdruck verleiht, sieht er vor sich hin und sagt langsam: »Ich weiß eigentlich bis heute nicht, warum es mit Helen und mir nicht geklappt hat, ich weiß es wirklich nicht.«

Alle sehen Helen an, Erwartung im Blick: Wie geht's jetzt weiter – das kann ja spannend werden. Aber Helen steht auf, dreht die Musik lauter und beginnt mit Martin zu tanzen – damit ist das Thema beendet. Das ist der Vorteil, wenn man nüchtern bleibt: Man weiß, wann ein Gespräch sinnlos wird, denke ich und bin zufrieden mit Helen.

Helen

Katja sollte sich morgens wirklich Zeit für ein richtiges Frühstück nehmen, aber wenn ich so zurückdenke, ich habe sogar auf nüchternen Magen geraucht. Sie ißt wenigstens einen Happen vorher. Überhaupt ist sie in so vielen Dingen tüchtiger und realistischer als ich. Manchmal merke ich direkt, wie sie mich mit amüsierter Nachsichtigkeit behandelt. Aber schlage ich meiner Mutter gegenüber nicht auch oft diesen leicht überlegenen Ton an? Ich habe ja gewußt, daß sie mir wieder den blauen Pullover vorschlägt, aber ihrem Modediktat kann ich einfach nichts entgegensetzen.

Gespannt bin ich auf Jens, und gefallen möchte ich ihm. Unsere Eitelkeit legen wir Frauen nicht so schnell ab, auch nicht einem Ex-Ehemann gegenüber, oder gerade ihm gegenüber nicht? Aber das Gefühl, niemanden mehr ausstechen zu müssen, ist doch beruhigend. Für Jens habe ich nämlich altersmäßig die Schallgrenze überschritten. Er interessiert sich jetzt bereits für die Generation der Töchter. Und dann steht er vor der Tür. Wie lange haben wir uns nicht mehr gesehen? Sind seitdem zwei oder drei Jahre vergangen? Eher drei, denke ich, er hatte ganz stolz von seiner jungen Frau geschwärmt, ich glaube, sie war Tschechin. Damals waren sie noch nicht lange verheiratet gewesen.

Er hat sich nicht verändert. Wie immer braungebrannt, das Haar vielleicht ein bißchen spärlicher geworden, steht er mit diesem gekonnt verlegenen Lächeln in der Tür. Er ist der geborene Schauspieler, wie oft habe ich das gedacht. Bis heute weiß ich nicht, ob diese gelegentlich zur Schau getragene Verlegenheit echt ist oder zu seinem ›Wie-wirke-ich-richtig-Repertoire‹ gehört. Er küßt mich auf die Wange und sagt dann lachend: »Warum schaffen wir beide es nicht, in Würde alt zu werden?« Vermutlich meint er seine Frauen und meine Drinks, denke ich. Martin grinst amüsiert über die Schulter seines Vaters. Er hat ein freundlich kumpelhaftes, manchmal fast gönnerhaftes Verhältnis zu seinem Vater entwickelt. Sein Grinsen bedeutet in etwa: Du kennst Papa doch, kein übler Kerl, der Alte. Es ist manchmal erschreckend für mich, mit welcher Geschwindigkeit aus anhänglichen, kritiklosen Kleinkindern junge selbständige, kritische Menschen werden, die aber, wenn man Glück hat, durchaus eine Menge Toleranz für ihre Erzieher aufbringen.

Es ist klar, daß Jens einen ausgefallenen Wagen fährt. Ich werde auf den Beifahrersitz eines milchkaffeebraunen Jaguars gebeten.

»Bin günstig drangekommen«, erklärt Jens mit einer lässigen Handbewegung auf den Wagen. Es tut mir richtig gut, so bevorzugt behandelt zu werden, denn eigentlich war ich darauf vorbereitet gewesen, daß Martin oder Katja vorn sitzen würden. Als wir jetzt durch Hamburg fahren, fühle ich mich fast wieder wie die junge Frau von einst, die stolz ist auf ihre zwei kleinen Kinder, die selbstverständlich hinten im Wagen sitzen. Es ist eine Erinnerung an eine Art von Familiengefühl, das ich, wie mir scheint, schon seit einer Ewigkeit nicht mehr kenne. Fast kommen mir die Tränen.

In letzter Zeit weine ich überhaupt sehr schnell. Nur der Gedanke an mein mühsam gepinseltes Augen-Make-up hilft mir, die Fassung zu wahren und die Tränen zurückzuhalten.

Katja hat sich für ein exklusives französisches Restaurant entschieden. Es wird uns von ihr lediglich mitgeteilt, so sicher ist sie, daß wir ihre Wahl akzeptieren. Wir bekommen einen riesigen runden Tisch in einer ungestörten Ecke zugewiesen, und dann beginnt die Qual der Wahl. Katja ist nicht gerade schüchtern, sie wählt reichlich und beginnt mit einem Pernod. Ich entscheide mich für Filetspitzen, habe aber übersehen, daß sie in Sherry-Sauce serviert werden. Jens macht mich darauf aufmerksam. Ich hätte gar nicht gedacht, daß er so genau über

Alkoholismus informiert ist. Aber er hat recht, schon der kleinste Tropfen könnte mir schaden, so jedenfalls habe ich es gelernt. Wenn ich auch bezweifle, daß mir zum Beispiel ein Tropfen zerkochter Sherry in einer Sauce schaden kann, richte ich mich doch streng nach diesen neuen Spielregeln.

Jens möchte später von mir wissen, woher ich überhaupt den Mut genommen habe, zu den AA zu gehen. Am liebsten würde ich ihm antworten: »Es war der Mut der Verzweiflung«, aber ich erzähle ihm von dem ausführlichen AA-Artikel im Spiegel, der mich nicht nur über AA informiert hat, sondern mir vor allem, wenn ich es mir auch nicht sofort eingestanden habe, die Augen über mein Trinkverhalten geöffnet hat. Sicher ist, daß ich in diesem Artikel zum erstenmal erfahren habe, daß ein Alkoholiker nicht unbedingt jemand ist, der sich täglich betrinkt. Trotz meiner Beschäftigung mit dem Thema Alkoholabhängigkeit hatte ich bisher nur Spiegel-Trinker, also Leute, die Tag und Nacht einen bestimmten Alkoholpegel halten müssen, für Abhängige gehalten. Nach der Lektüre dieser Spiegel-Geschichte, wußte ich es besser und konnte mich nicht mehr annähernd so gut selbst beruhigen, wenn ich morgens nach einer etwas feuchteren Nacht mit Kopfschmerzen, Herzflattern und Angstzuständen durch meine Wohnung lief.

»Das hast du auch damals bei den Schlaftabletten gehabt, weißt du noch?« wirft Martin ein. Aber sein Satz dringt gar nicht ganz durch zu meinem Denken, zu sehr bin ich bemüht, mich verständlich zu machen. »Mir war jetzt also klar, daß es sich bei diesen Symptomen um Entzugserscheinungen handeln mußte, und trotzdem gelang es mir immer wieder, mir selbst in die Tasche zu lügen, mich selbst zu überlisten.« Ich erzähle, daß ich erst meinen Führerschein verlieren mußte, um endlich zu begreifen, daß ich auf dem besten Weg war, auch meine Umwelt durch mein immer wieder auftretendes unkontrolliertes Trinken zu gefährden. Sicher, solange ich in meinen vier Wänden trank, spielte ich nur mit meinem Leben. Aber wer garantierte mir denn, daß ich in betrunkenem Zustand immer in meinen vier Wänden blieb?

Obwohl ich schon ziemlich sachlich über diese ersten Schritte sprechen kann, regt es mich doch innerlich noch sehr auf, und ich habe Mühe, meine Erregung zu verbergen. Ich bin daher froh, als Martin das Gespräch mit einem »Jetzt reicht's aber, ihr verderbt mir den Geschmack am Bier« beendet.

Wir fahren an die gute alte Elbe. Alles ist fast wie früher. Ich genieße diesen Nachmittag wie einen ganz besonderen Ferientag. Abends bei Jens stoßen Steffen und Harald zu uns, alte Freunde, die ich ewig nicht mehr gesehen habe, und eine von Jens' Verflossenen, die ich einmal flüchtig kennengelernt habe. Sie kam schon ziemlich bald nach mir, und auch wir haben uns daher viele Jahre nicht gesehen. Wie immer: bei Jens gibt es alles im Überfluß. Er verschenkt Parfüm an uns Frauen und Wodkaflaschen an die Männer. Und wehe, es wagt jemand zu protestieren. Dann kündigt sein tragischer Gesichtsausdruck sofort eine ernstzunehmende Depression an. Wer es gut mit Jens meint, läßt sich also besser nicht zu lange bitten.

Gegen eins möchte ich nach Hause. Ich muß mich energisch an Katja wenden, denn sie ist schon eine Weile in Hochform. Unglaublich, wie Alkohol Menschen auch positiv verändern kann. Katja ist mit diesem leichten Schwips wie ausgewechselt. Witzig, lebhaft, gestenreich, mit einem ausgesprochenen Talent, bestimmte Menschen nachzuahmen, die sie komisch findet, unterhält sie die ganze Gesellschaft. Aber ich bin müde, meine Nüchternheit paßt hier nicht mehr hin. Ich fühle mich strapaziert und ausgelaugt und spüre, daß ich genug habe. Für diese Art Abende ist es noch zu früh. Nicht, daß ich in Gefahr gerate, auch zu trinken. Ich fühle mich jetzt einfach überflüssig unter den zechenden, lauten Menschen. Ich habe mich gut gehalten, finde ich, aber jetzt reicht es auch. Als ich meine Jacke überziehe und in den Garderobenspiegel sehe, sieht mich ein angestrengtes Gesicht aus dunkel geränderten Augen an. Erschöpft sehe ich aus, abgespannt – aber nüchtern. Und noch etwas fällt mir jetzt auf: Niemand hat mich genötigt, Alkohol zu trinken, niemand hat von mir weitschweifige Erklärungen verlangt, mein »Nein« hat allen genügt.

Pierre

Es ist ein gutes Gefühl, Helen endlich mal wieder zu Hause erreichen zu können. Drei Wochen Hamburg ohne mich, da hat sie schon einiges nachholen können, was mit mir in der Form eben doch nicht so abläuft. Natürlich gönne ich ihr, daß sie in Erinnerungen geschwelgt hat, auch ich fahre gern mal nach Paris oder Brüssel, aber ich finde, daß sie in Hamburg doch immer in Gefahr ist, wieder zu trinken. Ich kenne doch ihren Ex-Mann: immer charmant, immer Gäste, immer entsprechender Wirbel. Ich bin nicht ganz sicher, ob ich nicht vielleicht doch ein bißchen eifersüchtig bin auf Jens. Jedenfalls finde ich, daß er einen ganz schönen Aufwand um Helen macht. Und wenn man in Betracht zieht, daß er gerade wieder mal allein lebt... Man weiß nie, was sich da alles aus gemeinsamen Erinnerungen ergeben kann. Im Moment würde ich nicht einmal für Helen meine Hand ins Feuer legen.

Ich fange an, mich selbst verrückt zu machen, das macht das ewige Alleinsein. Auf die Dauer bekommt es mir nicht. Wenn ich wenigstens wüßte, daß sie zur Endfertigung nach München kommt, aber sie hat sich noch nicht entschieden. »Ich brauche diese Zeit einfach«, hat sie mir vorhin gesagt, »ich bin dabei, mich neu kennenzulernen.« Ist sonst gar nicht ihre Art, so zu reden, kommt mir ein bißchen wie diese ewigen Emanzipations- und Selbstverwirklichungsbeschwörungen mancher Frauen vor. Hoffentlich verändert sie sich nicht in jeder Beziehung. Daß sie nicht mehr trinkt, reicht mir eigentlich. So eine Ehe per Telefon ist ja auch einfach unmöglich. Mit der Therapie scheint sie es gar nicht mehr eilig zu haben, obwohl sie nach wie vor versichert, daß sie sofort wieder daran kurbelt, wenn sie das Gefühl haben sollte, allein nicht weiterzukommen. Vielleicht schafft sie es ja tatsächlich allein oder mit diesen AA-Leuten. Es wäre schon fabelhaft, aber so richtig wage ich noch immer nicht daran zu glauben.

Auffallend oft fällt der Name Jürgen. Ich will mich ja wirklich nicht verrückt machen, aber wäre es so verwunderlich? Die Leute in der Gruppe fühlen sich doch schon durch das gleiche Problem verbunden, das schafft eine Art Vertrauen auf Vorschuß. Ich habe schon begriffen, daß die Gruppe einen ziemlichen Stellenwert bei Helen einnimmt. Im Prinzip bin ich ja damit einverstanden – es hilft ihr schließlich.

Sie ist jetzt fast fünf Wochen nüchtern. Jeden Abend, wenn ihre Stimme voller Leben aus dem Hörer klingt, bin ich dankbar. Mir ist natürlich klar, daß Helen attraktiv ist, und andere Männer haben auch Augen im Kopf. Was mache ich, wenn sie mit ihrer neuen Lebenseinstellung herausfindet, daß ich nicht mehr der richtige Mann für sie bin? Dann stünde ich ganz schön dumm da. Die Saufzeit habe ich bei ihr aushalten dürfen, und jetzt, nüchtern und gesund, empfiehlt sich die Dame! Andererseits sollte sie es doch nicht schaffen, muß ich mich von ihr trennen. Ich gäbe was darum, wenn wir schon ein halbes Jahr hinter uns hätten. So lange dauert die Langzeittherapie bei den schweren Fällen. In sechs Monaten scheint man also doch eine ganze Menge erreichen zu können. Und wenn Helen allein sechs Monate durchsteht, ist das doch sicher auch ein gutes Zeichen!

Eigentlich weiß ich noch immer viel zu wenig über diese elende Alkoholkrankheit. Und trotzdem, zu den AA kriegt mich so leicht keiner hin. Helen verlangt ja zum Glück bisher auch nichts in dieser Richtung von mir. Ich glaube nicht, daß ich mit diesem Verein etwas anfangen könnte. Schon diese seltsame Methode der zwölf Schritte ist fast so etwas wie eine Ersatzbibel. Und ich kann Sektierertum einfach nicht ausstehen. Aber ich will ja gern alles akzeptieren, wenn es nur hilft. Vielleicht gehe ich doch einmal mit in so ein Meeting, wer weiß?

Helen

Ich bin auf einer Party in einem hellen, völlig durchsichtigen Gebäude aus Glas. Alle Frauen und Männer tragen buntfarbene, blumenübersäte Kleider. Man flirtet ohne Hintergedanken. Es wird Sekt herumgereicht. Ich nehme nichts davon, denn ich mag keinen Sekt. Neben mir steht ein großer Mann. Sein Gesicht ist undeutlich und verwischt, ich kann ihn nicht genau erkennen. Er scheint aber sympathisch zu sein. Irgendwann küßt er mich, und ich lasse es mit unberührter, gelassener Freundlichkeit geschehen. Plötzlich entdecke ich Ellen. Sie sieht zu mir herüber, zeigt auf ihre Armbanduhr, macht mir Zeichen und deutet immer wieder auf die Tür. Und jetzt fällt es mir wieder ein, daß wir ja gehen müssen. Schade eigentlich, der Raum ist so licht und so ganz und gar ungefährlich. Allerdings gibt es auch nicht die geringste Spannung in diesem Raum.

Ich entferne mich von dem Mann neben mir und gehe mit Ellen aus der Tür. Wir sprechen nicht, wir wissen, ohne miteinander reden zu müssen, daß wir jetzt in ein großes Hotel müssen und von dort irgendwann zum Flughafen, um ein Flugzeug zu einem wichtigen Termin zu nehmen. In dem Hotel finde ich mich in einem großen Zimmer wieder. Es gibt im ganzen Raum keine Uhr. Auch ich trage keine Uhr. In einem schwarzen Abendkleid stehe ich vor dem großen Spiegel, und plötzlich wird mir klar, daß ich unmöglich in einem Abendkleid das Flugzeug nehmen kann. Ich schlüpfe in meine Jeans, die glücklicherweise im Zimmer liegen, und stopfe das dünne Abendkleid einfach mit hinein. Dann weiß ich plötzlich, daß ich es furchtbar eilig habe, ich muß sofort hier weg, und fieberhaft versuche ich, Ellen auf ihrem Zimmer anzurufen. Sie beruhigt mich und versichert mir, daß wir noch viel Zeit haben. Die Uhrzeit allerdings weiß sie auch nicht.

Ich laufe hinunter in eine große Hotelhalle, vorbei an einer Kamera, die dort aufgebaut ist, und denke flüchtig: Diese gottverdammt eitlen Tröpfe wollen aber auch grundsätzlich immer nur Interviews vor laufender Kamera geben. Ich weiß gar nicht genau, wen ich damit meine, es betrifft wohl jede Form von um Publicity bemühte Prominenz. Ich laufe hinüber zu den Telefonzellen, um die Zeit telefonisch zu erfragen, denn die Halle ist menschenleer. Nirgendwo ist eine Uhr.

In der Zelle will ich mich gerade dem Telefon zuwenden, als ich einen mir bekannten Männerrücken sehe. Ich kenne den Mantel, die Haltung, das Haar. »Klaus«, rufe ich, »Klaus, bitte warte doch!«

Es ist mein Zwillingsbruder, ich bin absolut sicher. Er dreht sich nicht um, offenbar hat er mich nicht gehört. Ich laufe hinter ihm her durch die Halle auf die Eingangstür, eine Pendeltür aus Glas, zu, die er gerade aufstößt. Draußen wird es plötzlich innerhalb von Sekunden dunkel. Ich stolpere, und zwei Männer, die an mir vorbeigehen, sehen mich erstaunt an. Klar, denke ich, du mußt ganz schön lächerlich aussehen. Ich stehe auf der dunklen Straße und sehe meinen Bruder etwa dreißig Meter vor mir in einen elfenbeinfarbenen Mercedes steigen. In der durchsichtigen Dunkelheit ist niemand sonst zu sehen, und ich fühle mich jetzt bedroht. Verzweifelt schreie ich noch einmal »Klaus« hinter meinem Bruder her, er muß mich doch gehört haben. Beim Einsteigen in den Wagen hat er mir sein Profil zugewandt, und ich bin ganz sicher, daß es mein Bruder ist. Aber der Mantel, den er trägt, ist mindestens vor zehn Jahren gekauft worden, und diesen Wagen hat er niemals besessen. Ratlos und niedergeschlagen stehe ich auf der dunklen Straße und spüre Panik in mir aufkommen. Wie ist das möglich, daß mein Bruder sich nicht einmal nach mir umgedreht hat?

Das Licht verändert sich, es wird hellgrau, so, als hätte jemand eine milchige Lampe angemacht. Und während ich noch immer hinter dem verschwundenen Wagen hersehe, kommt aus derselben Richtung ein alter klappriger Rollstuhl gefahren. In dem Rollstuhl sitzt ein Mann. Er ist alt und hat einen leuchtend kahlen Schädel. Er fährt direkt auf mich zu mit überraschender Schnelligkeit. Jetzt sehe ich das Gesicht des Mannes. Seine Haut ist graugelb, sein Gesicht haßverzerrt, seine Schultern stechen nackt und knochig aus schmutzigen, dicken Mullstreifen, die um seinen ganzen Körper gewickelt sind. Wortlos, nur diesen Haß im Gesicht, fährt er direkt auf mich zu und versucht, mich mit dem Rollstuhl zu überfahren. Ich begreife das erst, als er an mir vorbei ist, denn automatisch bin ich mit einem großen Satz zur Seite gesprungen. Mehr wütend-empört als ängstlich schreie ich hinter ihm her und sehe dann, wie das Fleisch auf seiner rechten, hageren Schulter in sich zusammenfällt und ein dunkles Loch auf seinem Körper bildet.

Wie unter Zwang laufe ich dem Rollstuhl nach, und noch während ich laufe, wird es immer heller. Der Rollstuhl ist plötzlich verschwunden, und während ich weiterlaufe und mich frage, wohin der Rollstuhl so schnell verschwunden sein kann, scheint eine strahlend helle Sonne am Himmel. Vor mir auf der rechten Seite der Straße liegt ein Blumengarten. Wicken in all ihren zarten Pastellfarben blühen in dem Garten, und zwischen den Blumen spielen Kinder. Kinder mit dunklen, glänzenden, glatten Haaren, deren Sprache ich nicht verstehe. Im Garten steht ein Backsteinhaus, unverputzt leuchten die dunklen rotbraunen Steine in der Sonne. Das Haus hat Öffnungen für eine Tür und für Fenster, nur fehlen die Scheiben, und eine Haustür gibt es auch nicht. Man kann völlig problemlos in dieses Haus hineingelangen, selbst das Gartentor steht weit offen. Ich laufe auf das Tor zu und beobachte die Kinder, die alle fröhlich lachend winken und in ihrer Sprache etwas rufen, und plötzlich erkenne ich, daß eines der Kinder Pierre ist. Es ist Pierres Gesicht, wie ich es von seinen Kinderbildern kenne. Jetzt stehe ich vor dem geöffneten Gartentor, die Kinder lächeln mich erwartungsvoll an. »Ich komme«, sage ich ganz befreit und mache einen Schritt vorwärts. Im selben Augenblick sehe ich, daß der Gehweg an der dem Haus zugewandten Seite in einen Graben abfällt. Der Graben ist nicht tief, aber er wirkt tief. Ich stoße mich ab, um hinüberzuspringen, denn ich will in dieses Haus zu den Kindern. Mitten im Sprung blicke ich in den Graben unter mir: Er ist voller grauenhaftem Leben: häßliche, fette Ratten zerbeißen mit knackendem Geräusch kleine, schmale Pelztiere. Ich kenne diese goldfarbenen Tiere nicht, sehe nur, wie schön sie sind und daß sie alle getötet werden. Und noch in der Luft hängend, von Grauen geschüttelt, werde ich wach.

Mein Kopf schmerzt, ich weine. Immer wieder kommt ein Schluchzen in mir hoch. Warum eigentlich soll ich mich dagegen wehren? Ich lasse mich hineinsinken in dieses Weinen, das ganz tief aus mir, aus meiner Mitte kommt. Ich weine, weil ich das sinnlose Töten der kleinen Pelztiere vor Augen habe. Und ich weine immer wieder, weil mein Bruder sich nicht einmal nach mir umgedreht hat, als ich ihn gerufen habe. Und mit den Tränen, die ich laufen lasse, verschwinden auch meine Kopfschmerzen.

Seit zwei Tagen bin ich wieder zu Hause. Nur zweimal während dieser drei Wochen in Hamburg bin ich in eine AA-Gruppe gegangen. Ich war so ausgefüllt, so aufgehoben, daß ich auch ohne Hilfe der Gruppe nicht das kleinste wirkliche Problem mit meiner Nüchternheit hatte. Bis auf die jetzt schon vertraute Stimme, die regelmäßig wie meine Alkoholträume oft völlig unerwartet, aber mit immer ähnlichen Texten kommt: Es ist doch lächerlich, daß du nicht trinken können sollst. Was für ein Theater um ein Glas. Selbstverständlich kannst du aufhören, du mußt es nur wirklich wollen.

Und jedesmal lasse ich mich auf das Gespräch mit dieser anderen Helen ein, jedesmal endet dieses Zwiegespräch mit dem sicheren Wissen: Ich trinke nicht, weil Alkohol mir schmeckt, sondern weil ich die kleine, rauschhafte Veränderung erleben will. Da ich den Grad dieser Veränderung aber nicht mehr steuern kann – und wenigstens das fange ich an zu akzeptieren, ohne es als Makel zu empfinden –, wäre ich meinem veränderten Wesen ausgeliefert. Nein, das will ich nicht mehr.

Ich bereite mich darauf vor, noch einige Wochen allein zu leben. Pierre hat mir gestern abend am Telefon vorgeschlagen, doch wenigstens für die Zeit des Filmschnitts nach München zu kommen, aber ich fühle, daß das Alleinleben für mich im Moment wichtiger ist. Ich brauche diese Zeit, in der ich mein eigener Mittelpunkt bin. Wenn ich schon keinen Therapieplatz während Pierres Abwesenheit bekommen habe, will ich diese Wochen des Alleinseins wenigstens nutzen, um ganz intensiv mit mir selbst zu leben. Ich spüre, wie gut es mir tut, niemanden um mich zu haben, den ich wichtiger nehmen kann als mich selbst. Und Rocco mit seinen hundegemäßen Ansprüchen ist keine Belastung. Er zwingt mich doch höchstens zu langen Spaziergängen, die mir ohne ihn gar nicht in den Sinn kämen. Meine Tage gehören also mir und werden ganz nach meinen Wünschen und Bedürfnissen ausgerichtet, nach ganz einfachen und grundsätzlichen Lebensregeln, die man mir bei AA wieder in Erinnerung gebracht hat, wie zum Beispiel: das Wichtigste zuerst – Eile mit Weile – eins nach dem anderen.

Hatte ich anfangs, als ich Pierre bei seiner Abfahrt nachsah, Angst gehabt, mir würde die Zeit zu lang, ich würde mich einsam fühlen, so stelle ich jetzt fest, daß die Tage schnell vergehen und es bereits Herbst wird.

Immer war der Herbst meine bevorzugte Jahreszeit. Im Herbst erfaßte mich früher regelmäßig das Fernweh, im Herbst hat die Luft einen ganz besonderen Duft nach Weite und Erleben, im Herbst bekam ich früher Lebenssehnsucht, hätte mich gern noch einmal ganz neu verliebt, eine Herausforderung angenommen. Wann habe ich das letztemal so gedacht? Wann habe ich ganz bewußt und mit positiver Erregung das Wort Herausforderung gedacht? Ich muß mir ehrlich eingestehen, daß ich es nicht weiß. Ich weiß lediglich, daß es lange her sein muß.

Hier, wird mir jetzt bewußt, muß ich ansetzen. Nicht unbedingt in meiner Kindheit, die ich im Grunde nur in positiver Erinnerung habe, sondern an dem Punkt, an dem ich angefangen habe, das Wort Herausforderung mit Angst zu besetzen, liegt der Schlüssel für mein falsches Verhalten. Denn sicher ist, daß meine Abhängigkeit etwas mit meiner Lebensangst zu tun hat. Ich beschließe, auf meinen täglichen Spaziergängen immer ein wenig mehr Klarheit in den Ablauf der letzten Jahre zu bringen. Irgendwo dort muß die Lösung liegen. Irgendwann damals habe ich plötzlich den Kopf in den Sand gesteckt.

Schon sehr schnell wird mir klar, daß Abhängigkeit sich auf alle Lebensbereiche bezieht, auf Beziehungen zu Menschen vor allem. Es ist schmerzlich für mich, festzustellen, in welchem Maße ich mich von Pierre abhängig gemacht habe. Aber ich ahne, daß das nur die konsequente Fortsetzung einer Lebenshaltung ist, die ich schon früher, schon vor Pierre eingenommen haben muß.

Systematisch gehe ich zurück, erinnere mich an das Gefühl der Sicherheit in meiner zweiten Ehe. Keine Schlaflosigkeit, keine irrealen Ängste, daher auch der absolute Mut, es ohne Jens zu versuchen. Aber ist nicht schon damals, als ich Katja wieder zu ihrem Vater geben mußte und mit Martin in eine eigene Wohnung gezogen war, die ich mir eigentlich gar nicht leisten konnte, eine Form von Unsicherheit bei mir aufgekommen? Sicher, es gab reale, faßbare Probleme zu lösen. Es ging um unsere Existenz, denn ich bekam selbstverständlich für mich kein Geld von Jens, schließlich war ich mit der Scheidung ja einverstanden gewesen. Für Martin zahlte er mir natürlich monatlich etwas, aber das reichte nicht einmal für die halbe Miete. Ganztägig arbeiten wollte ich nicht, abgesehen davon, daß es mir an beruflicher Erfahrung fehlte – ich hatte Karsten sehr jung geheiratet –, war ich auch nicht gleich bereit, Martin ganztags wegzugeben. Mir war nur ein Kind geblieben, und das wenigstens sollte etwas von seiner Mutter haben.

Durch eine Freundin, die Redakteurin bei einem großen Modeblatt war, bekam ich hin und wieder Fototermine zugeschanzt. Außerdem arbeitete ich immer wieder stundenweise für ein Marktforschungsinstitut als Interviewerin. Das schnellste Geld machte ich als ungelerntes Fotomodell, da ich mit der Zeit natürlich auch zu einigen Kontakten in der Branche kam. Da gab es Charly zum Beispiel, den meist angetrunkenen, immer redegewandten Agenten, der sich einen Privatspaß daraus machte, jedes Möchtegern-Modell zu allererst einmal aus dem Pullover herauszuschwatzen. »Das muß schon sein«, pflegte er mit unschuldigen Augen zu sagen, »ich muß doch wissen, ob du auch gut bestückt bist. Oder solltest du nicht Karriere machen wollen?«

Meistens hatte er Erfolg mit dieser Nummer, die er nur zu seinem Privatvergnügen abzog. Immer wieder amüsierte und überraschte es ihn, wie schnell die jungen Frauen zu fast allen Zugeständnissen bereit waren, wenn man ihnen nur eine Karriere versprach. Zugegeben, so ganz in Ordnung war das nicht, was Charly da trieb, aber rückblickend denke ich, daß er im Grunde ein gutartiger Typ war, der sich wirklich auch für seine Mädels einsetzte. Nur diesen kleinen Spaß ließ er sich nicht ohne weiteres entgehen. Blieb jemand hart und dachte gar nicht daran, die Hüllen fallen zu lassen, imponierte ihm das gewaltig, und man konnte sicher sein, daß die demonstrierte Selbstständigkeit in Zukunft von ihm respektiert wurde.

Oft floß Alkohol bei diesen Fototerminen. Nicht, daß gerade gesoffen wurde, aber Sekt oder auch Schärferes stand fast immer bereit. Und die Aufforderung »Trink doch einen Schluck, dann wirst du schön locker« gehörte fast zu den Arbeitsgesprächen.

Natürlich konnte man auch an Fotografen geraten, die schworen: »Ich krieg' dich einfach nicht rüber, wir sollten zusammen schlafen, damit ich dich kennenlerne. Ich war mit all meinen Topmodellen erst mal im Bett.«

Ich war eigentlich mit Ende Zwanzig für diese Art Gelderwerb bereits zu alt, konnte mir aber einfach nicht leisten, auf diese Einnahmequelle zu verzichten.

Als Interviewerin wurde ich für jedes abgelieferte Interview bezahlt, und da wir meistens in Lokalen interviewten, trank ich schon mal ein Bierchen oder auch einen Schnaps, um meine ›Kontaktfreudigkeit‹ anzuregen. Draußen stand ein sogenannter Schlepper, der die Vorübergehenden ansprach und sie zu überreden versuchte, uns ein wenig Zeit zu opfern. Wenn es jedoch in Strömen goß, in Hamburg nicht eben selten, kam der Außendienstmann natürlich auch herein, und gemeinsam erfanden wir dann schnell einige Zusatzinterviews, um den erwarteten Tagesdurchschnitt etwas anzuheben. Die meisten meiner Interviewerkollegen waren Studentinnen und Studenten, so daß ich im Grunde auch für diesen Job zu alt war, zumindest war ich älter als die meisten anderen.

Ich glaube eigentlich, daß mich mein Alltag damals nicht übermäßig belastet hat, weiß aber noch, wie froh ich war, als Heinz, ein guter Freund von Jens, der seit einiger Zeit in Köln lebte, mir ein Volontariat bei einem Sender anbot. »Ich bitte dich, Helen, das ist doch eine einmalige Chance«, beschwor er mich, als ich zögerte, weil ich mich nicht sofort entschließen konnte, Hamburg zu verlassen. »Du hast Talent, ich die Beziehungen, und Martin nehmen Ilse und ich. Selbstverständlich kannst auch bei uns wohnen, wenn du willst.«

Nein, das wollte ich ganz sicher nicht, aber alles andere klang nicht nur vernünftig, sondern auch verlockend. Die Unsicherheit meines Alltags wäre vorbei, ich hätte ein geregeltes Einkommen, im Anfang zwar nur sehr klein, aber das würde sich mit der Zeit ja ändern. Mit diesen Zukunftsaussichten konnte ich meinem dreißigsten Geburtstag gelassen entgegensehen.

Ich griff zu, obwohl das eine räumliche Trennung von Katja bedeutete, die ich bisher doch wenigstens jeden Sonntag gesehen hatte. Allerdings kamen trotz dieser Besuche gewisse Fremdheiten zwischen meiner Tochter und mir auf. Sie schien mir verändert. Manchmal hatte ich das Gefül, daß die Achtjährige versuchte, mich auszuhorchen, und natürlich vermutete ich Karstens Frau als Auftraggeberin dahinter. Die wiederum lebte mit dem Verdacht, daß ich ständig versuchte, ihr erzieherisches Werk zunichte zu machen und Katja gegen sie aufzuhetzen. Es war für uns beide unerfreulich, und für Katja, die genau spürte, daß sie uns gegeneinander ausspielen konnte, wurde die Situation zum Trainingsfeld in Sachen Erwachsenen-Manipulation. Immer wieder bekam ich empörte Telefonate. Entweder hatte Katja nach einem Sonntag bei mir einen Fleck im Kleid, die Schuhe waren zu schmutzig geworden, oder das Kind hatte Kopfschmerzen bei mir bekommen. Wie konnte man aber auch bei dem strahlend schönen Wetter mit Kindern ins Kino gehen? Kurz, die Beziehungen waren nicht ohne Spannungen, und das machte mir meinen Entschluß, nach Köln zu gehen, leichter.

Martin und ich verließen Hamburg, und Ilse, die eine ausgesprochene Jungen-Mutter ist, betreute meinen Sohn wochentags vorbildlich.

Mein Volontariat trat ich mit sehr gemischten Gefühlen an. Das vorherrschende Gefühl war Unsicherheit. Ich hielt mich für mittelmäßig gebildet, mittelmäßig qualifiziert und mittelmäßig intelligent. Womit also sollte ich Eindruck schinden? Sicher, ich war recht hübsch, aber das waren andere auch, und darauf kam es bei dieser Arbeit am allerwenigsten an. Eigentlich, das fand ich schnell heraus, brachte optisches Ankommen bei den Kollegen mehr Schwierigkeiten als Vorteile. Es war nicht leicht für mich. Ich war an Hektik und lange Arbeitstage nicht gewöhnt, wollte alles gut machen und stieß dabei oft genug an meine Grenzen. Meine Unsicherheit machte mich nervös, und um dem abzuhelfen, brauchte ich dringend ein Hilfsmittel.

Als ich bei meiner Rückschau hier ankomme, höre ich plötzlich ganz deutlich Martins Stimme sagen: »Das hast du auch damals bei den Schlaftabletten gehabt, weißt du noch?« Abrupt bleibe ich stehen: die Schlaftabletten! Wie konnte ich das all die Zeit über vergessen haben, wie war so etwas überhaupt möglich! Erst jetzt, fast drei Wochen nachdem Martin diesen Satz ausgesprochen hat, stößt er mich auf all das, was ich längst hätte aufarbeiten sollen: Ich war schlaftablettenabhängig gewesen, hatte einen qualvollen Entzug im Krankenhaus machen müssen und das alles vollkommen vergessen gehabt. Wie konnte ich diese Hölle so perfekt verdrängen? Es war einfach unfaßbar. Und damals, als ich das erste rezeptfreie Beruhigungsmittel gegen meine Unsicherheit in der Redaktion gekauft und geschluckt hatte, war der Grundstein zu dieser Tablettenabhängigkeit gelegt worden.

Es war dann mit dem Volontariat doch besser gelaufen, als ich befürchtet hatte. Nach einem Jahr war meine Ausbildungszeit beendet, und ich verdiente endlich auch ein wenig mehr Geld. Es sah ganz so aus, als sollte sich mein Leben jetzt positiv weiterentwickeln. Allerdings gab es bald zwei große Belastungen, an denen ich schwer trug: Der Kontakt zu Katja war komplett abgerissen, ich bekam keine Möglichkeit mehr, sie zu sehen. Wann immer ich meinen Besuch ankündigte, war man gerade mit den Kindern ins Wochenende gefahren oder irgendwie anders verhindert, und meine Briefe an sie wurden einfach nicht beantwortet. Und ich hatte mich in einen Mann verliebt, der ganz eindeutig zu jung für mich war. Wir lebten für einige Zeit zusammen, aber ich war der Sache einfach nicht gewachsen. Ich gehöre nicht zu den Frauen, die die Sicherheit besitzen, furchtlos mit einem jüngeren Mann zu leben. Zwar glaubte ich anfangs noch, ich könne die ganze Sache lässig handhaben und auch rechtzeitig beenden, aber die Dinge glitten mir aus der Hand, machten sich selbständig. Es hätte eine schöne, sorglose Zeit der Verliebtheit sein sollen, statt dessen wurde es nach und nach für mich zu einer Zeit der Selbstzweifel und des täglich vorweggenommenen Verzichts.

Ich litt wieder an Schlaflosigkeit, nicht so schlimm wie früher, aber ich lag stundenlang wach und nahm in Gedanken immer wieder meine mit Sicherheit irgendwann beginnende einsame Zukunft voraus.

Wahnsinn, ich weiß, aber ganz offensichtlich hatte ich nicht das nötige Talent für diese Art Glück. Es mußte schließlich zur Trennung kommen, für mich Befreiung und Katastrophe gleichzeitig. Ich wurde schwerkrank. Welcher Teufel mich geritten hatte, daß ich meine Kräfte derartig überschätzen konnte, weiß ich auch heute noch nicht.

Meine Eltern holten ihr Sorgenkind schließlich heim und

brachten mich in eine Klinik in ihrer Nähe. Wochenlang wurde ich dort unter anderem auch mit Valium behandelt. Monatelang durfte ich anschließend nicht arbeiten, und so kündigte ich meine Stellung. Nicht nur, daß ich es als meine Pflicht gegenüber meinem Arbeitgeber empfand, ich traute mir auch nicht mehr zu, die Aufgaben in einer Redaktion auch nur noch halbwegs zufriedenstellend erfüllen zu können.

In den Sommerferien holte ich Martin, der inzwischen längst zur Schule ging, zu mir in die Heide und war mir immer noch nicht darüber im klaren, wie es weitergehen sollte. Im Heidedorf bei meinen Eltern wollte ich auf gar keinen Fall bleiben. Irgend etwas mußte mir einfallen, aber was? Jens ließ sich ein- oder zweimal bei uns blicken und sprach mir Mut zu. Von Katja hatte ich mittlerweile schon Jahre nichts mehr gehört oder gesehen. An manchen Tagen war ich fest entschlossen, zu prozessieren, mir das Besuchsrecht bei meiner Tochter zu erkämpfen, das Karsten mir willkürlich entzogen hatte, aber ich überlegte es mir dann doch immer wieder anders. Allein die Vorstellung, Katja in Begleitung einer Fürsorgerin – oder hieß es schon Sozialarbeiterin? – zu besuchen, machte mir jedesmal Atemnot. Zu gut hatte ich noch den ersten Besuch bei Katja und Karsten nach unserer Trennung in Erinnerung. Karsten hatte damals die Uhrzeit für meinen Besuch mit der Fürsorgerin abgestimmt, und ich blutjunges Ding wurde von dieser tüchtigen Person nun begleitet. Mein Herz hämmerte mir in beiden Ohren, ich bekam vor Aufregung kaum Luft, als wir die Treppe zu meiner früheren Wohnung hinaufgingen.

»Sie dürfen sich auf keinen Fall aufregen«, sagte die staatlich geprüfte Familienexpertin neben mir kalt, »denken Sie doch auch ein wenig an Ihr Kind. Und geben Sie der Kleinen um Gottes willen keine Süßigkeiten, das könnte dem Vater nicht recht sein.«

Nein, ich würde nicht zulassen, daß noch einmal ein staatliches Organ die Beziehung zu meiner Tochter mit Argusaugen überwacht. Ich verzichtete, immer wieder verzichtete ich.

Schrieb höchstens wieder mal einen Brief an Katja, der wie üblich unbeantwortet blieb. Heute weiß ich auch warum.

Valium nahm ich nicht mehr regelmäßig, höchstens hin und wieder, wenn ich gar nicht schlafen konnte, wenn mein Kopf auch nachts nach einem Ausweg suchte. Und dann, als ich Martin nach Köln zurückbrachte, seine Ferien waren zu Ende, hatte Heinz wieder eine Idee. »Ein großer Verlag im Kölner Raum sucht einen Texter für seine Comics, wäre das nichts für dich?«

Ich bewarb mich und wurde genommen. Und jetzt begann, so sehe ich es auch heute noch, mein Abstieg auf die unterste Stufe der Leiter meiner Ansprüche an mich selbst. Lange suchte ich nach einer Wohnung, fühlte mich nirgends wohl und mietete schließlich, weil ich einfach nicht wußte, was ich wollte, ein Untermietzimmer. In Martins Nähe war ich jetzt wieder, aber war das wirklich noch ich? Ich lebte nur noch für die Wochenenden, kroch um neun Uhr abends ins Bett, schluckte eine rezeptfreie Schlaftablette und schaltete meine Verzweiflung medikamentös ab. Die Arbeit war nervtötend, unbefriedigend, selten war ich mir so überflüssig vorgekommen. Martin, der inzwischen natürlich auch Freunde und seine eigenen Kinderinteressen hatte, sah ich fast ausschließlich samstags oder sonntags. Genau vier Wochen machte ich das mit. Dann diskutierte ich nicht mehr länger, weder mit Ilse noch mit Heinz, die mir immer wieder zuredeten, das Ganze doch einfach als Job zu betrachten und mich auf mein Privatleben zu konzentrieren. Welches Privatleben? Ich hatte außer Martin keines. Als mein Gesicht sich in eine leuchtendrote Pustellandschaft verwandelt hatte, nahm ich meinen Sohn und verschwand mit ihm nach Hamburg.

Meine Freundin Gisela, deren Mann seit einigen Jahren verstorben war und die seitdem ihre drei Kinder allein großzog, nahm uns spontan auf. Wir konnten erst einmal bei ihr bleiben, Platz hatte sie mehr als genug, und mit ein wenig Glück würde ich auch in Hamburg Arbeit finden. Ich war sogar bereit, es noch einmal mit dem Texten von Comic-Heften zu versuchen, wenn sich nur das Büro, in dem das geschehen würde, in Hamburg befand. Hier hatte ich meine Wurzeln und meine Freunde, und hier war immer noch Katja, meine Tochter in der Obhut ihres Vaters, der entweder sein Kind vor einer – wie er sicher dachte – Frau mit unmöglichem Lebenswandel schützen wollte oder ganz einfach den Anordnungen seiner Ehefrau folgte.

Jens blieb, als ich ihm am Telefon unsere Rückkehr nach Hamburg meldete, reserviert. Ihn schien es nicht weiter zu berühren, daß sein Sohn jetzt wieder mit ihm in der gleichen Stadt lebte. Seine Reaktion irritierte mich, denn unser Verhältnis war all die Zeit hindurch freundschaftlich gewesen.

»Hast du dir auch richtig überlegt, was du da gemacht hast? Du hättest dich ruhig noch einmal mit Heinz und Ilse beraten können, statt so Hals über Kopf alle Zelte in Köln abzubrechen. Du weißt doch, wie sehr die beiden an Martin hängen.« Ich vermutete, daß er etwas beleidigt war, weil ich ihn nicht vorher um Rat gefragt hatte. Aber was wollte er eigentlich? Meine Probleme mußte ich seit Jahren ohne seine Hilfe lösen. Hatte er erwartet, daß ich ihn um Zustimmung für meine Rückkehr fragen würde? Obwohl ich gemerkt hatte, daß seine Freude recht gebremst war, schöpfte ich keinerlei Verdacht. Als er mich zwei Tage später anrief und vorschlug, mit Martin schwimmen gehen zu wollen, stimmte ich sofort zu. Er holte den Jungen ab, nahm mich in seinem Wagen mit in die Stadt. Ich wollte Vater und Sohn erst abends wieder treffen und in der Zwischenzeit Freunde besuchen. Vorher ging er mit uns beiden einen Happen essen. Während des Essens bedauerte er, mir im Augenblick kaum helfen zu können, und wirkte auf mich merkwürdig nervös. Wir verabredeten uns für siebzehn Uhr, er würde mich bei meinen Gastgebern abholen und Martin und mich wieder zu Gisela zurückbringen.

Gegen fünfzehn Uhr kam ein Anruf für mich. Ich war nicht wenig überrascht, als ich die Stimme von Jens erkannte. »Du brauchst nicht auf deinen Sohn zu warten«, sagte er mit ruhiger Stimme, »ich bringe ihn vor dir in Sicherheit. Es ist absolut sinnlos, nach ihm zu suchen, er ist jetzt schon nicht mehr in Hamburg.« Der Hörer wurde eingehängt, bevor ich überhaupt antworten konnte. Ich glaube, ich fing laut an zu schreien, einen Moment dachte ich, verrückt zu werden, einfach überzuschnappen.

Meine Gastgeber hatten alle Hände voll zu tun, mich ein wenig zu beruhigen, und riefen dann die Polizei.

Noch heute sehe ich die ratlosen Gesichter der jungen Streifenpolizisten vor mir. Nein, einen solchen Fall hätten sie noch nicht erlebt, sie wüßten auch wirklich nicht, was man jetzt machen solle, meinten sie entschuldigend. »Wahrscheinlich müssen Sie sich einen Anwalt nehmen und sich ans Vormundschaftsgericht wenden«, sagte einer, bemüht, mich zu trösten, »aber jetzt ist auch ausgerechnet noch Sonntag.«

Selbstverständlich war Sonntag, natürlich plante man einen solchen Akt am besten sonntags, wenn alles lahmgelegt und niemand zu erreichen war bei den Behörden. Wirklich gut gemacht, Jens!

Ich wußte damals nicht, daß ich mich sofort an die Kriminalpolizei hätte wenden müssen, auch meine Freunde wußten es nicht, schließlich wird einem nicht alle Tage ein Kind entführt.

Haltlos weinend, verzweifelt und ratlos blieb ich über Nacht bei meinen Freunden, ohne ein Auge zuzutun. Am nächsten Morgen besorgte ich mir sofort rezeptfreie Schlaftabletten. Ich wußte, ohne chemische Hilfe würde ich keine Ruhe finden, bis Martin wieder bei mir wäre. Vielleicht hätte ich bei einem Arzt Hilfe suchen, ihn um Valium bitten sollen, aber ich traute keinem mehr. Ich verließ mich lieber auf mich selbst.

Und jetzt begann das Hinundhergerangel um unseren Sohn, das wir beide immer hatten vermeiden wollen. Plötzlich waren alle Versprechungen im Interesse des Kindes vergessen. Ich wurde mit üblen Verleumdungen eingedeckt, Jens versuchte, mir das Sorgerecht wegzunehmen und schreckte dabei vor keiner Lüge zurück. Was war in meinen früheren Mann gefahren? Ich suchte nach Erklärungen für sein Verhalten und fand keine. Martin war, wie ich inzwischen wußte, bei Jens' Mutter, die alles tat, um ihn bei sich behalten zu können. In diesem Schlammringen fiel zum erstenmal das Wort »Alkoholikerin«. Jens ließ seinen Anwalt vor Gericht behaupten, daß ich Alkoholikerin sei. Ich war mehr belustigt als empört, hatte ich doch vor meiner Erkrankung kaum getrunken und danach so gut wie keinen Tropfen mehr angerührt. Aber meine Position war trotzdem schlecht, ich mußte für Rückendeckung sorgen. Also tat ich das einzige, was mir noch helfen konnte: Ich besorgte mir eine Familie, ich zog zu meinen Eltern in ihr Heidedorf. Um keinen Preis hatte ich hierhin jemals zurückgewollt, aber ich mußte diesen Prozeß gewinnen.

Das ganze unrühmliche Theater zog sich über viele Monate hin, Monate, in denen ich mir einen Redakteurposten bei einer kleinen Provinzzeitung in unserer Nachbarschaft suchte. Abendlicher Trost und Ritual wurde das Schlucken zweier Schlaftabletten, die mein Denken abschalteten und mir wenigstens für einige Stunden Ruhe schenkten.

Wieder einmal hatte ich mich mit Sozialarbeitern herumzuschlagen, kam im Grunde aber nicht weiter, denn Martin blieb, wo er war. Das Gericht hatte Jens' Antrag, mir per einstweiliger Verfügung das Aufenthaltsbestimmungsrecht abzunehmen, zugestimmt.

Irgendwann nach Wochen gelang es mir, meinen Vater davon zu überzeugen, daß nur eigenes Handeln eine Änderung herbeiführen konnte. Wir fuhren – die Kinder hatten schon wieder einmal Sommerferien – an einem frühen Samstagmorgen die etwa dreihundertfünfzig Kilometer zu Jens' Mutter und standen schon gegen neun Uhr vor ihrer Tür. Ich klingelte, und mein ahnungsloser, kleiner Sohn öffnete mir die Tür und sah mich mit ratlosen Augen an. Ohne große Erklärungen nahm ich ihn bei der Hand und setzte mich mit ihm in den geparkten Wagen. Mein Vater holte einige Kleidungsstücke und seinen Paß aus dem Haus. Jens' Mutter muß vor Überraschung starr gewesen sein. Ohne Widerspruch händigte sie meinem Vater alles aus.

»Hast du mich auch wirklich lieb, Mama?« wollte Martin auf

der Heimfahrt immer wieder von mir wissen. »Die Oma hat gesagt, daß du mich nur haben willst, um den Papa zu kränken.«

Ich konnte ihn nur immer wieder an mich ziehen, sein kleines Gesicht küssen und nicken.

Jetzt hatte ich einen Zug getan, der mir Martin zurückgebracht hatte. Ich wußte natürlich, daß Jens den Jungen jederzeit durch die Polizei wieder wegholen lassen konnte, aber dieses Risiko wollte ich in Kauf nehmen.

In den nächsten Tagen versteckte Martin sich jedesmal in einem Wandschrank, wenn es an der Haustür meiner Eltern klingelte. Für ihn wurde die Sache schnell zum spannenden Abenteuerspiel. Doch Jens schien wieder Vernunft anzunehmen, es kam niemand, der mir Martin wegnehmen wollte.

Beim ersten Gerichtstermin im Spätsommer lehnte ich den vorsitzenden Richter wegen Befangenheit ab, es gab berechtigte Gründe dafür. Ich hatte Glück: Meinem Antrag wurde entsprochen, und damit hatte ich die Schlacht schon halb gewonnen. Einige Wochen später, beim zweiten Gerichtstermin, bekam ich ohne große Diskussion das Aufenthaltsbestimmungsrecht für meinen Sohn zurück, das Sorgerecht war ohnehin noch immer bei mir. Jens, der während der gerichtlichen Auseinandersetzungen keinen Unterhalt mehr für seinen Sohn gezahlt hatte, wurde aufgefordert, das schnellstens wieder in Ordnung zu bringen.

Als ich mich vor dem Gerichtsgebäude von meinem Anwalt verabschiedete, wartete Jens auf mich. Sein Gesicht zeigte eine Mischung aus Verlegenheit und Trotz. »Es tut mir leid. Ich fürchte, es war keine gute Idee, das Ganze.« Typisch Jens, so macht man aus Niederlagen das Beste, dachte ich. Aber ich war in Siegerlaune, und das stimmte mich versöhnlich. Wir gingen gemeinsam essen.

»Wenn ich ehrlich bin«, sagte Jens mit entwaffnender Offenheit, »war ich wütend, daß du, ohne mit mir zu sprechen, einfach aus Köln verschwunden bist.« Viel später hat er mir mal gestanden, daß seine damalige Freundin eifersüchtig reagiert hatte, als sie von meiner Rückkehr nach Hamburg hörte. Sorge um Martin jedenfalls, soviel war sicher, hatte ihn nicht zu dieser Klage gegen mich veranlaßt.

Da ich das Verhältnis zwischen Vater und Sohn so unbelastet wie möglich halten wollte, versuchte ich meine Empörung und Verletztheit wegzustecken und mit mir allein auszumachen. Es hat mich damals einiges gekostet, aber wie ich heute weiß, hat es sich gelohnt.

Martin wurde im Heidedorf eingeschult. Meine Mutter bekam noch einmal einen Sohn zur Betreuung. Ein Jahr lang blieb ich bei Martin, meinen Eltern und in der Redaktion der kleinen Zeitung, die nur berichtete, was stramm rechts war, und keine andere Meinung in ihren Räumen und schon gar nicht auf ihren Seiten duldete. Und jeder Tag endete mit einem Kuß auf Martins schlafendes Gesicht und dem Schlucken zweier weißer rezeptfreier Schlaftabletten. Ich hatte meinen Sohn zurück, aber das war auch alles, was mir geblieben war. Hier saß ich fest, an einem Ort, den ich als Achtzehnjährige verlassen hatte mit dem festen Vorsatz, nur hin und wieder zu einem Besuch bei meinen Eltern vorbeizukommen.

Es verging ein langes Jahr, bis ich wieder Kraft und Schwung genug zu haben glaubte, um nach Hamburg zurückzukehren. Inzwischen war ich Mitte Dreißig geworden, fast doppelt so alt wie bei meinem ersten Start von hier, um viele Illusionen ärmer und – wie ich heute vermute – längst deutlich schlaftablettengedämpft.

Pierre

Ihre Vergangenheit beschäftigt sie im Augenblick, hat sie heute abend am Telefon gesagt. Ihre Stimme klingt nach wie vor gut, kein Grund also für sorgenvolle Gedanken. Diese Ehe per Telefon zerrt an meinen Nerven. Jeden Abend ein Kneipenessen wird eintönig, selbst wenn es jeden Abend mein Lieblingsessen, ein Steak, ist. Helen sagt immer, daß ich von Fleisch allein leben könnte. Mir scheint aber inzwischen, daß es sich dabei mehr um ein Existieren handelt. Vielleicht hat sie es ja auch so gemeint.

Ob ihr das guttut, wenn sie so in ihrer Vergangenheit bohrt? Ich bin nicht besonders für solche Rückblenden. Ja, an einiges in meinem Leben erinnere ich mich gern, aber im großen und ganzen lebe ich in der Gegenwart. Die Vergangenheit ist vorbei, man mißt uns an unseren Taten von heute.

Der Tag, an dem Helen und ich uns kennengelernt haben, gehört zu den Tagen, an die ich mich – trotz allem – gern erinnere. Es war der vierundzwanzigste Dezember, ein kalter, grauer Tag. Drei Monate war es bereits her, daß Margot mich verlassen hatte. Drei Monate, in denen ich von Rühreiern lebte, weil ich über einem Drehbuch brütete, um mich abzulenken, und nicht unter Menschen gehen wollte. Nicht einmal ein Steak hätte mich aus dem Haus locken können. Jedenfalls nicht in den ersten zehn Tagen. Ich habe gelitten, ich war zutiefst verletzt. Obwohl ich so ahnungslos eigentlich gar nicht gewesen war, hat es mich doch einen Augenblick lang fast umgebracht. Ich habe ernsthaft daran gedacht, mich zu erschießen. War meine Ehe denn wirklich so hoffnungslos kaputt gewesen? Ich hatte uns noch immer Chancen ausgerechnet. Aber Margot war anderer Meinung gewesen und hatte mir das brieflich mitgeteilt. Ja, nur ein Brief hatte an dem Abend, als ich von Dreharbeiten nach Hause zurückkam, auf der Treppe gelegen.

Sie war weg. Die Fenster hatte sie mir noch frisch geputzt. Das hat sich mir eingeprägt, es hat mich damals so gerührt. Ich hatte mich selbst zu trösten versucht: Sie wird wiederkommen, sie liebt dich noch, sie will dir nur Angst machen, aber sie kommt zurück, sonst hätte sie die Fenster nicht geputzt. Was man sich alles einreden kann.

Jedenfalls war sie nicht wiedergekommen, sondern lebte jetzt schon seit Jahren in Südfrankreich. Glückliche Margot! Es hatte sie in die Sonne gezogen, und mit dem Geld ihrer Eltern, das ihr eines Tages gehören würde, konnte sie sich erlauben, dieser Sehnsucht zu folgen.

An diesem vierundzwanzigsten Dezember machte ich mich morgens auf den Weg nach Baden-Baden. Ein Freund hatte mich eingeladen, Weihnachten bei ihm und seiner Familie zu verbringen. Lediglich um einen kleinen Abstecher über ein Heidedorf hatte er mich gebeten. Dort lebten die Eltern seiner Frau, und er bat mich, seinem Schwager sein altes Schlagzeug von dort mitzubringen, das seit Jahren ungespielt herumstand. Die Gelegenheit sei doch so günstig, und falls es mir wirklich nichts ausmache, könne man doch zwei Fliegen mit einer Klappe schlagen.

Vor meiner Abfahrt hatte ich die übliche Portion Rühreier verdrückt und war gegen Mittag in dem Heidedorf angekommen. Ich hatte auch wie üblich, seitdem ich allein war, die Zeit verschlafen, weil ich halbe Nächte in meiner Wohnung auf und ab lief. Auf mein Klingeln öffnete mir ein Junge, vielleicht zehn oder elf, mit graublauen, offenen Augen. Ohne meine Erklärungen abzuwarten, bat er mich ins Haus und rief durch die Tür: »Kommst du mal, Mama, Besuch!« Und dann stand sie vor mir: dieselben graublauen Augen sahen mich, wie ich fand, etwas abschätzend an. Aber es war durchaus auch Freundlichkeit in ihrem Gesicht. Sie führte mich, während ich erklärte, wer ich sei und was ich wollte, in ein großes Wohnzimmer, in das der Junge gleich wieder verschwunden war. Er schmückte gerade einen Weihnachtsbaum, und ich begriff, daß ich Mutter und Sohn beim Christbaumputzen störte. »Eine schöne Bescherung«, sagte ich, um einen Witz bemüht. Ich wollte der jungen Frau gefallen, denn sie gefiel mir. Ihre Mutter kochte sofort einen großen Topf Kaffee, und ich ließ mich sehr gern bitten, doch einen Augenblick zu bleiben. Es wurde dann ein längerer Augenblick, und ich kam erst gegen Mitternacht in Baden-Baden an. Die Strecke war fürchterlich anstrengend gewesen. Die letzten dreihundert Kilometer fuhr ich nur durch Schneetreiben, aber in meinem Gemüt schien seit langer Zeit wieder mal die Sonne. Was für eine Christtags-Begegnung! Wirklich, das war mal ein Umweg, der sich gelohnt hatte.

Wir hatten fast sofort herausgefunden, daß wir in Hamburg nur fünf Minuten voneinander entfernt wohnten. Sie hatte erst vor sechs Wochen ein kleines Appartement in der Nähe des Winterhuder Marktplatzes gemietet. Was hatte ich Eiligeres zu tun, als sie zu mir zum Essen einzuladen? Wen kümmerte es, daß ich gar nicht kochen konnte! Bis dahin würde ich es eben lernen. Rühreier jedenfalls würde ich ihr nicht vorsetzen.

Ich blieb eine Woche in Baden-Baden, und mir schien es eine besonders lange Woche zu sein. Aber trotz meiner Ungeduld meldete ich mich nicht gleich bei Helen. Ich hoffte, daß sie den ersten Schritt tun würde, zu sehr war mein Ego angeschlagen durch Margots Weggehen.

Zwei Wochen vergingen, sie ließ nichts von sich hören. Endlich entschloß ich mich, etwas zu unternehmen, sie einfach in ihrem Appartement zu besuchen, denn Telefon hatte sie noch nicht. Vor ihrem Haus traf ich sie auf der Straße. Sie schien sich zu freuen, und obwohl ich es merkte, fühlte ich mich unsicher wie ein Schuljunge. Wir verabredeten uns zwei Tage später zum Abendessen bei mir. Ich schaffte es – keiner kann sagen wie, aber es schmeckte sogar –, sie mit einem Lammbraten zu beeindrucken. Glücklicherweise hat von da an sie das Kochen übernommen. Erst viel später hat sie herausbekommen, daß ich außer Lammbraten und Rühreier nicht das geringste zustande bringe.

Helen

Das Meeting bringt mir heute nichts. Auch das kommt vor, und ich versuche es mit Gelassenheit. Immer wieder erstaunt es mich, was manche Menschen für mitteilenswert halten. Das sind die Augenblicke, in denen ich mich frage, ob es nicht besser wäre, wenn es bei den AA-Meetings für jeden eine Redezeitbeschränkung gäbe. Es ist enervierend, einem Menschen länger als zwanzig Minuten zuhören zu müssen, der wirklich nichts von Belang zu sagen hat, wenn man selbst den Kopf voller Fragen hat, die zu stellen man aber noch zu schüchtern ist. Aber ich habe inzwischen gelernt, daß es sich lohnt, Geduld zu trainieren. Und das ist die Gruppe ja in erster Linie für mich, ein Trainingsfeld für den ehrlichen Umgang mit anderen und mit mir selbst. Saß ich in den ersten Meetings teilweise ratlos und ohne zu begreifen, wovon überhaupt gesprochen wurde, herum, so geht mir jetzt langsam auf, daß schon das Zugehörigkeitsgefühl mir wieder Selbstvertrauen gibt. Mein Ringen um Ehrlichkeit öffnet mir die Augen für all die angelernten Schutzmechanismen und Oberflächlichkeiten und den perfektionierten Selbstbetrug unserer Gesellschaft. Hier in der Gruppe kommt jeder zu Wort, jeder wertet die Wichtigkeit seiner Aussage subjektiv, aber jeder bemüht sich auch um Aufrichtigkeit, denn falsche Töne fallen hier auf.

Ich höre nicht mehr zu, sondern meine Gedanken wandern zurück zu meinem ersten Besuch in der AA-Kontaktstelle. Nein, leicht hatte man es mir nicht gerade gemacht damals. Ein bißchen anders hatte ich es mir schon vorgestellt. Niemand hatte mir gesagt, daß es eine direkte Antwort auf eine Anrede nicht gab, und ich wurde in ziemlich rüdem Ton von einem angetrunkenen Gruppenmitglied angefahren, daß ich mich erst einmal zu Wort zu melden und dann gefälligst zu warten hätte, bis die Reihe an mich käme. Ein anderer griff mich an weil ich bei meiner Vorstellung gesagt hatte: »Ich bin nicht sicher, ob ich Alkoholiker bin, möchte es aber gern herausfinden.« Er bezeichnete mich als drittklassige Schauspielerin. Ein dritter erzählte von seinem Wiederzusichkommen in einer Ausnüchterungszelle und verschreckte mich nicht wenig damit. Möglich, daß ich zu empfindlich war, Tatsache aber war, daß ich immer wieder erfolgreich gegen meine Tränen ankämpfte und daß jedesmal, wenn ich schon entschlossen war, den Raum fluchtartig zu verlassen, meine alte Hartnäckigkeit erwachte und mich mit einem »jetzt gerade nicht« auf dem Stuhl festhielt. Ich würde dieses Meeting durchhalten, aber es war nicht im geringsten die Atmosphäre, die ich in der SPIEGEL-Geschichte beschrieben gefunden hatte.

Heute weiß ich, daß es mein Glück war, daß Jürgen Telefondienst hatte an diesem Abend. Als ich nach dem Meeting auf die Tür zustolperte und mir schwor, diese Räume nie wieder zu betreten – alles, aber das nicht noch einmal, so weit unten war ich noch lange nicht –, sprach er mich an. Er erzählte mir von seiner Stammgruppe, die sich jeden Mittwochabend in einem Gemeinderaum träfe und in die er mich, wenn ich Interesse hätte, sehr gern mitnehmen würde. Ich hatte gar nicht gewußt, daß es verschiedene Gruppen gab, daß ich lediglich die Anlaufstelle der AA kennengelernt hatte. Erleichtert beschloß ich, es noch einmal zu probieren, denn ich brauchte so dringend Rat.

Und jetzt sitze ich hier in meiner Mittwochsgruppe, habe begriffen, daß es auch hier Menschen mit ihren Schwächen und Fehlern gibt, nicht etwa geläuterte Übermenschen, wie ich mir anfänglich etwas verschwommen vorgestellt hatte. Heute akzeptiere ich, daß mir einige lieber sind als andere und einige mich weniger gern haben als andere. Aber ich brauche diese Meetings. Ich brauche sie, um immer wieder zu begreifen und daran erinnert zu werden, daß ich abhängig bin.

Ellen nimmt mich in ihrem Wagen mit nach Hause. Sie hat es mir angeboten, weil wir fast denselben Weg haben und weil ich meinen Führerschein noch immer nicht zurück habe. Ich spreche mit ihr über die Wiederentdeckung meiner Schlaftablettenabhängigkeit. Sie wundert sich gar nicht über meine jahrelange perfekt funktionierende Verdrängung.

»Wir Abhängigen sind wahre Weltmeister in dieser Disziplin«, sagt sie lachend. »Aber du weißt jetzt ja auch, wie austauschbar jedes Suchtmittel ist. Deine Tablettenabhängigkeit hat deine Alkoholabhängigkeit eingeleitet, daran ging kein Weg vorbei. Der einprägsame Spruch ›Pulle oder Pille‹ gilt auch in umgekehrter Reihenfolge. Hat dich denn kein Mensch gewarnt nach deinem Tablettenentzug? Du warst doch in einem Krankenhaus?« will sie wissen.

Nein, mich hatte niemand gewarnt, ich kann mich nicht erinnern, daß das Wort Abhängigkeit überhaupt gefallen ist. Ich weiß nur, daß man mich eindringlich gewarnt hatte, nie wieder Schlaftabletten einzunehmen.

Ellen schüttelt nur den Kopf: »Verlaß dich lieber nicht auf Ärzte. Hilf dir selbst, dann hilft dir unser Gott, hat meine Großmutter immer gesagt.«

Ellen trinkt seit fast zwei Jahren nicht mehr. Sie hat keine Therapie gemacht. »Ich hasse jede Art von Fremdbestimmung«, hat sie mir auf meine Frage, warum sie sich nie ernsthaft für eine Therapie interessiert hat, geantwortet. »Ich bin der Meinung, daß der Entschluß, nicht zu trinken, eine ganze Menge mit meinem Willen zu tun hat. Um aber nicht zu vergessen, wo ich lande, wenn ich das Zeug wieder anfassen sollte, brauche ich die Begegnung mit den Hilfesuchenden in der AA-Kontaktstelle.« Sie macht dort zwar nicht regelmäßig, aber immer wieder Dienst. »Mir gibt das am meisten«, erklärt sie mir, »ich muß es immer wieder mal vor Augen haben, um mich nicht wieder irgendwann für allmächtig zu halten.«

Auch an diesem Abend liege ich, wie nach jedem Meeting, lange wach. Aber es ist nicht mehr dieses angstgeschüttelte Wachsein, sondern ein Wachsein voller Gedanken, die ich steuern kann, die sich nicht wie früher unkontrolliert selbständig machen.

Ich denke an Katja und sehe sie wieder vor mir, wie sie damals als Dreizehnjährige in ihrem Schulgebäude vor mir gestanden hat. Ich hatte mir in Hamburg ein kleines Appartement gemietet, meinen Kaninchenstall nannte ich es, und viel mehr war es auch nicht. Es lag mitten im lautesten Winterhude. Einen gebrauchten VW besaß ich auch mittlerweile wieder und genügend Zuversicht, um es noch einmal allein zu versuchen. Es war nicht einfach, das Zeitungssterben grassierte bereits seit einer Weile, und mir fehlten einfach Kontakte. An manchen Tagen hätte ich am liebsten alles hingeworfen, so mutlos machten mich meine Lebensumstände. Aber wenigstens meine Nächte waren von absoluter, traumloser Ruhe. Dank meiner zwei kleinen Zaubertabletten schlief ich wie eine Tote und erklärte mir meine relative Unaufgeregtheit mit dem Tiefschlaf meiner Nächte.

Das erste, was ich in Hamburg plante, war ein Treffen mit Katja. Ich besuchte eine alte Bekannte, die eine Tochter in Katjas Alter hatte. Von ihr erfuhr ich, in welchem Schulgebäude Katjas Klasse Unterricht hatte und wann die große Pause war. Und so parkte ich an einem Dienstag gegen halb zehn meinen Wagen vor ihrer Schule.

Vor Aufregung war ich schon gegen sechs Uhr morgens wach geworden, die Furcht vor dem Wiedersehen ließ mich keine Ruhe mehr finden. Um acht duschte ich bereits das zweitemal und sprach mir selbst immer wieder Mut zu. Es half alles nichts, ich fürchtete, daß meine Tochter mich nicht erkennen würde. Wir hatten uns fast fünf Jahre nicht mehr gesehen und gesprochen. Würde sie überhaupt mit dieser fremden Frau, die ich inzwischen für sie sein mußte, sprechen wollen?

Um halb neun hielt ich es nicht mehr aus. In diesem Zustand konnte ich ihr nicht vor die Augen treten. Entschlossen nahm ich zwei Schlaftabletten aus dem Röhrchen und spülte sie mit Wasser hinunter. Eine halbe Stunde später spürte ich die deutlich dämpfende Wirkung und war dankbar dafür. Nur mit Hilfe dieser Chemiekrücke kam ich auf meinen Beinen in das Schulgebäude. An die Wand gelehnt wartete ich, als die Schüler und Schülerinnen aus dem Klassenraum kamen. War sie etwa nicht dabei, sollte sie krank sein? Dann würde ich an einem anderen Tag wiederkommen. Aber sie kam schließlich doch in Begleitung von zwei weiteren Mädchen aus dem Klassenzimmer. Ich weiß nicht, woher ich die Kraft nahm, auf sie zuzugehen. Sie sah mich irritiert an, erkannte mich erst gar nicht – ganz, wie ich es befürchtet hatte. Wie hätte sie auch ihre Mutter hier erwarten könnnen? Die beiden Klassenkameradinnen gingen wortlos weiter und sahen sich noch einmal mit großen Augen nach uns um. Und als Katja mich dann erkannte, hatte ich das Gefühl, als würde sie körperlich vor mir zurückweichen. Ich hatte den intensiven Wunsch, sie zu berühren, aber ich wagte es nicht. Sie sah so unglaublich verletztlich aus. Ihr Haar lag wie ein seidiger Helm um ihren Kopf und fiel fast bis auf die Schultern. Es war weißblond, noch viel heller als früher. Ich redete irgend etwas, warb um Verständnis für mich und mein Kommen. Die Tränen saßen schmerzend hinter meinen Augen, eine Klammer hielt meine Kehle fest umspannt. Ich sah, wie sie sich um Würde bemühte, ja, sie wirkte fast würdevoll und sehr distanziert. Ich war entsetzt, daß ich ihr so absolut fremd zu sein schien. Ich glaube, sie hatte Angst vor mir. Ich versuchte, ihr zu sagen, daß sie die Frau, die jetzt vor ihr stand, in Wahrheit gar nicht kenne, bat um eine Chance, versprach aber auch, sie nicht gegen ihren Willen zu belästigen.

Und dabei diese schmerzenden Augen und dieser Druck auf meine Kehle!

Sie begriff etwas, einen Schimmer von der Möglichkeit, mich neu kennenzulernen. Ein Funke von Interesse war in ihren Augen, aber die Ablehnung überwog. Ich ging, nachdem ich versprochen hatte, ihrem Vater von dieser Begegnung zu schreiben. Sie wollte nicht als ›Verräterin‹ an der Familiensolidarität gegen mich dastehen. Ich hatte das zu akzeptieren.

Endlich durfte ich weinen. Tränen liefen über mein Gesicht, als ich zu meinem Wagen zurückging. Ich setzte meine Sonnenbrille auf und weinte mit weit geöffneten Augen, tonlos. Im Auto blieb ich lange sitzen und starrte durch die Windschutzscheibe. Wimperntusche und Lidstrich liefen mir in schwarzen Zitterstreifen über das Gesicht. Ich hatte sie gesehen – nach so langer Zeit hatte ich sie endlich gesehen! Jetzt lag alles weitere bei ihr.

Schon wenig später lernte ich Pierre kennen. Er rollte mir am heiligen Abend direkt unter den Tannenbaum, als er zu meinen Eltern kam, um Thomas' Schlagzeug abzuholen und mit nach Baden-Baden zu nehmen. Selten war mir ein Mann auf Anhieb so sympathisch wie Pierre. Augen, die regelrechte Begeisterung für das Leben ausstrahlen, dachte ich, als er vor mir stand und mir in seinem eigenwilligen Deutsch erklärte, was ihn zu uns führte. Jemand, bei dem man sich ausruhen kann, jemand, der zuallererst Mensch und dann erst Mann ist, dachte ich. Und jemand, in den ich mich sicher nicht verlieben könnte.

All diese Eindrücke sprachen für Pierre. Er trank bei uns Kaffee, und wir verabredeten uns für ein gemeinsames Essen bei ihm, wenn er aus Baden-Baden zurück sein würde. Als er mit seinem Auto samt Schlagzeug verschwand, seufzte Martin und sah mich an, sämtliche Sorgen um mein Wohlergehen im Blick: »Das ist doch ein Mann, den du heiraten könntest, Mama«, sagte er voller Überzeugung.

Ich wußte gar nicht, daß mein Sohn mich verheiraten wollte. Früher, als er wirklich noch klein war, hatte er immer gejammert, wenn das Wort heiraten in unserer Umgebung fiel: »Nicht heiraten, Mama, bitte bitte nicht heiraten.« Bis er mich eines Tages mal gefragt hatte: »Heiraten, Mama, was ist das eigentlich?« Von da an hatte mich sein Antiheiratsgeschrei nicht mehr so beeindruckt.

Jetzt hatte er also einen Kandidaten für mich gefunden. Pierre war jemand, den ich seiner zehnjährigen Meinung nach ruhig heiraten durfte. Seinen Segen hatte ich schon mal.

Aber Pierre meldete sich nicht bei mir. Ich wählte einmal seine Telefonnummer, bekam aber lediglich einen Tonbandtext vorgespielt, der mir mitteilte, daß er nicht zu Hause sei und der Anrufer bitte eine Nachricht hinterlassen möge. Ich hinterließ keine Nachricht, wußte einfach nicht, was ich sagen sollte. Und dann, wenige Tage später, traf ich ihn vor meiner Haustür. Er hatte bei mir genauso erfolglos geklingelt, wie ich bei ihm angerufen hatte. Jetzt machten wir sofort den Termin für unser gemeinsames Essen fest: »Kommen Sie doch schon etwas früher, und helfen Sie mir beim Tischdecken«, bat er mich.

Ich parkte meinen Wagen vor dem alten Hamburger Patrizierhaus, in dem er die obere Etage bewohnte. In dem weiträumigen Wohn- und Arbeitszimmer brannte mir zu Ehren der Kamin. Es duftete nach gebratenem Lamm, Knoblauch und Herbes de Provence. Ich scheine immer an Meisterköche zu geraten, ging es mir durch den Kopf, Jens ist auch ein begeisterter Hobbykoch. Inzwischen hat sich längst herausgestellt, daß Pierre alles andere als ein Meisterkoch ist, aber an dem Abend war seine Show gelungen. Ich trank seit langer Zeit zum erstenmal wieder Akohol, genau gesagt war es Pernod. Erstens trank ich, weil ich Pernod gern mochte, zweitens glaubte ich, ihn zu brauchen, um mich Pierre gegenüber etwas lockerer zu fühlen.

Nach dem Essen hockten wir beide vor dem Kamin, und ich konnte mir vieles vorstellen, nur eines nicht: von hier weg und wieder in meinen Kaninchenstall zu gehen. Ich hätte meinen Gastgeber so gern um eine kleine Ecke in dieser behaglichen, geschmackvollen Wohnung gebeten, ein winziges Plätzchen hätte mir schon genügt. Aber ich war viel zu nüchtern, um eine solche Kühnheit auszusprechen. Je mehr ich allerdings von dem Pernod trank, um so weniger kühn erschien mir mein Anliegen. Und gegen Mitternacht sagte ich und hoffte, meine Stimme würde überzeugend klingen: »Ich habe zuviel getrunken, ich kann unmöglich noch nach Hause fahren.« Und was antwortete mir dieser ausgemachte Trottel: »Oh, das macht nichts, mein Wagen steht vor der Tür, ich bringe dich schnell heim.«

Was sollte mir jetzt denn noch einfallen? Um mehr Einfallsreichtum betend, trank ich schnell noch ein Glas und hatte dann endlich den Mut zu sagen: »Ich möchte so gern hierbleiben, ich will jetzt einfach nicht in meinen Stall.«

Da warteten zwar meine Schlaftabletten auf mich, aber das

war auch alles. Und ich war sicher, sie heute in dieser Atmosphäre der Sicherheit und Geborgenheit nicht zu benötigen. Pierre schien endlich begriffen zu haben. Er hatte mich sogar so gut verstanden, daß er mir ein Bett auf seiner Ledercouch baute und mich wie ein großer Bruder ins Bett brachte.

Ich schlief gut, aber nicht lange. Die Situation beunruhigte mich gegen Morgen, als ich wieder nüchtern war. Später, beim gemeinsamen Frühstück, schaffte Pierre Klarheit: »Warum wohnst du nicht bei mir«, schlug er kurzerhand vor, »meine Wohnung ist groß genug. Oben ist neben meinem Schlafzimmer noch ein Gästezimmer, das du haben kannst. Und ich wäre froh, nicht mehr so allein zu sein. Außerdem«, sagte er lächelnd und küßte mich auf die Wange, »verpflichtet dich das zu nichts. So sagt man doch korrekt, oder?«

Ich war genauso glücklich wie dankbar. Wir holten meine Sachen, viele waren es sowieso nicht, aus dem kleinen Appartement, und mit mir und einigen Kleidern und Büchern zogen als wichtigstes Requisit meine Schlaftabletten bei Pierre ein.

Ich verliebte mich wirklich nicht in Pierre, ich begann ihn zu lieben. Und als er einmal in seinem phantasievollen Deutsch meinte: »In der Provence baut man aus Ruinen die schönsten Gebäude, warum soll uns beiden das nicht auch gelingen mit unseren angeschlagenen Leben?« lehnte ich meinen Kopf an seine Schulter und überließ ihm das Bauen.

Niemand war mit dieser Entwicklung mehr einverstanden als Martin. Er hatte es ja vorausgesagt, oder etwa nicht? In dieser ersten gemeinsamen Zeit mit Pierre plante ich immer wieder, die Schlaftabletten aufzugeben. Mir war klar, daß ein glücklicher Mensch eigentlich ohne Medikamente schlafen können sollte. Aber wenn ich es versuchte und mich müde, aber ohne meine abendliche Ration ins Bett legte, lag ich trotz meiner Müdigkeit nach Stunden noch wach. Ich wollte aber frisch sein am nächsten Tag, ich wollte ausgeruht aussehen, und dazu brauchte ich meinen Schlaf. Also endete es schließlich doch immer wieder mit dem Griff zur Pille. Und um die Wirkung schneller zu erreichen, waren es immer, wie gewohnt, zwei.

Die Chemie blieb mein Begleiter, und schon bald gab ich es auf, mir große Gedanken über die zwei winzigen weißen abendlichen Schlafbringer zu machen.

Es begann eine schöne Zeit. Pierre machte eine Fernsehserie in Berlin und überredete mich, mitzukommen. Hatte ich anfangs immer noch nach einem eigenen Job gesucht, beschränkte ich mich schon bald darauf, mit ihm zu fahren, die Fehler in seinen Briefen und Exposés zu korrigieren, für ihn zu kochen und ihm zu gefallen.

Wieder in Hamburg, überzeugte Pierre mich, daß wir die Hamburger Wohnung, die ich so liebte, aufgeben müßten. Ihn erinnerte zu viel an seine Zeit mit Margot. Er wollte einen komplett neuen Anfang mit mir. Und so verließen wir Hamburg schon im Frühling und zogen nach München. Von Katja hatte ich außer einem Weihnachtskartengruß nichts gehört, ihretwegen brauchte ich sicher nicht in Hamburg zu bleiben. Martin würden wir sehr bald nachholen. Selbst heute weiß ich nicht genau, warum ich mich so ohne jeden Widerstand mit all den Plänen einverstanden erklärt habe. Ich hatte nicht die geringste Beziehung zu München, wäre von mir aus niemals in diese Stadt gezogen, aber Pierre überzeugte mich, daß München neben Berlin einfach die einzige Stadt für Film- und Fernsehmenschen sei.

Ich kannte das Genre überhaupt nicht, war aber überzeugt, daß die Eitelkeit, die in diesen Kreisen herrschte, nicht größer sein könne als die ausgeprägte Eitelkeit, die unter Journalisten üblich ist. Und mit härteren Bandagen konnte, wie ich dachte, eigentlich auch kaum gekämpft werden. Aber ich hatte mich getäuscht. Im Journalismus kommt es auch auf die richtige Clique an, aber letzten Endes zählt doch die Leistung. Im Fernsehbetrieb geht es ja um sogenannte Kunst, und wer will die werten?

München jedenfalls hatte nicht unbedingt auf uns gewartet, und das hätte uns eigentlich nicht überraschen dürfen. Es überraschte aber vor allem mich, und ich versank schon bald in Ratlosigkeit. Die Zeit der Arbeitslosigkeit, die nun in München begann, war anfangs weniger ein finanzielles Problem als vielmehr ein Problem der Selbsteinschätzung.

Und dann kam sie, die Idee, die uns ein Bonanza versprach, an der keine Fernsehanstalt vorbeigehen würde. Ein Freund aus Paris, der uns für einige Tage besuchte, brachte Pierre ein Buch mit, das er ihn zu beurteilen bat. Er meinte, darin die Idee für einen Spielfilm gefunden zu haben. Pierre überzeugte ihn im Handumdrehen davon, daß in dem Buch nicht nur ein Spielfilm, sondern eine ganze Fernsehserie stecke. Die Idee wurde zu Papier gebracht, eingereicht, sofort von einem Sender akzeptiert, und ein Produzent nahm Pierre und seinen Freund samt Projekt unter Vertrag.

Hatten wir unsere Heiratspläne bisher immer wieder aufgeschoben, so wurde jetzt auf der Stelle geheiratet. Unsere Hochzeitsreise machten wir nach Südfrankreich, wo Freunde uns eine Haus zur Verfügung stellten. Und Pierre dachte sich für mich eine besondere Überraschung aus: Er schickte Katja, die ich in den letzten zwei Jahren jeweils zu Weihnachten kurz bei meinen Eltern in Begleitung ihres Vaters gesehen hatte, ein Flugticket und lud sie für einige Tage zu uns in die Ferien ein.

Trotz meiner Freude konnte ich meiner jetzt bald erwachsenen Tochter gegenüber einfach nicht unbefangen sein. Der Bittgang in ihre Schule, die Distanz in ihrem Blick standen mir immer wieder vor Augen. Natürlich wußte ich, daß sie damals gar nicht anders reagieren konnte, und dennoch blieb ich ängstlich ihr gegenüber. Ich griff zu Pierres Hausmittel, zu seinem geliebten Rotwein. Nur, daß er für mich eine ganz andere Bedeutung bekam als er für Pierre hatte. Für mich wurde der Wein in diesen Tagen zum Tranquillizer, er verhalf mir zu einer Gelassenheit, über die ich in Wirklichkeit nicht verfügte.

Katja konnte schon nach wenigen Stunden völlig natürlich mit mir umgehen. Sie hatte mir eines voraus: Sie fühlte sich mir gegenüber nicht schuldig.

In den folgenden Sommerferien brachten meine Eltern Martin zu uns. Von jetzt an sollte er wieder bei mir leben. Ich hätte eigentlich rundum zufrieden sein und spätestens jetzt auf die Schlaftabletten verzichten müssen. Statt dessen hatte ich, ohne mir auch nur einmal darüber Rechenschaft zu geben, seit unserer ersten Zeit voller Sorgen und Untätigkeit die abendliche Tablettendosis von zwei auf drei erhöht. Kam es zwischen Martin und Pierre auch nur zur allerkleinsten Auseinandersetzung, geriet ich in Panik, ergriff selbstverständlich Martins Partei und schluckte schnell eine von den hilfreichen weißen Pillen. Ich flüchtete, vor jeder Form der Belastung lief ich davon zu meinem Tablettenröhrchen.

Aber noch immer wurde mir nicht klar, in was ich da hineintrieb. Ich verharmloste mein Tablettenschlucken nach bisher bewährter Manier, und selbst, als Martin mir einmal kühl sagte: »Gegen Pierre wirkst du manchmal, als wärest du hundert«, klingelte nichts in meinem Kopf Alarm.

Im September fuhren Pierre und ich gemeinsam nach Berlin und Hamburg. Pierre besuchte Drehbuchautoren, um mit ihnen den grundsätzlichen Set-up seiner Serienidee zu besprechen.

In Berlin passierte es dann. Mir waren meine Schlaftabletten ausgegangen, und ich verlangte in einer Apotheke ein Röhrchen meines bewährten Mittels. Die Apothekerin schüttelte freundlich den Kopf: »Ich muß Ihnen etwas anderes mitgeben«, sagte sie entschuldigend. »Die Tabletten sind vom Markt genommen worden.«

»Wieso denn das?« Ich war überrascht, die Tabletten gab es doch seit Jahren.

»Eine Anordnung des Bundesgesundheitsministeriums«, erklärte sie lakonisch, »die Tabletten sind jetzt auf den Index gekommen. Aber ich kann Ihnen ein anderes gutes Schlafmittel von der gleichen Firma empfehlen.«

Ich war beruhigt. Ausgerechnet jetzt während einer Reise und in verschiedenen Hotelbetten wollte ich nicht auf meinen geliebten Schlafbringer verzichten müssen. Ich schluckte vor dem Schlafengehen meine üblichen drei Tabletten, lag aber noch nach zwei Stunden hellwach in den Kissen. Was war los mit mir, warum schlief ich nicht endlich ein? Pierre neben mir atmete längst tief und regelmäßig. Gegen zwei Uhr entschloß ich mich, eine vierte Tablette zu nehmen, und fand dann endlich für einige Stunden Schlaf, quälend unruhig, immer leicht an der Oberfläche. Während des Tages, wir saßen mitten in einer Besprechung, überfielen mich die längst vergesssen geglaubten Angstzustände aus der Zeit meiner ersten Ehe. Immer wieder mußte ich mich entschuldigen und verschwand im Badezimmer. Bei diesen nicht mehr zu steuernden Angstzuständen blieb mir gar nichts anderes übrig, als auch tagsüber alle paar Stunden von den Tabletten zu nehmen. Ich bekam einen nie erlebten Harndrang, so daß wir alle Augenblicke eine Toilette für mich ausfindig machen mußten, was bei der Autofahrerei nicht gerade einfach war.

Ich weiß heute kaum noch, wie ich den Rest dieser Reise hinter mich gebracht habe. Unterwegs kaufte ich noch zwei- oder dreimal Tablettennachschub, weil ich sie aß wie andere Leute Konfekt.

In München angekommen, rief ich sofort, nach einer kurzen, im Halbschlaf verbrachten Nacht, einen Neurologen an. Pierre fuhr an diesem Morgen zur Motivsuche nach Frankreich, und Martin und ich blieben allein. Die Helferin hatte mir auf mein aufgeregtes Gestammel hin vorgeschlagen, sofort vorbeizukommen. Ich mußte den Wagen nehmen, aber wie? Wieder schluckte ich drei von den Ersatztabletten, um überhaupt zu dem Nervenarzt hinzukommen. Bis die Tabletten endlich eine gnädig dämpfende Wirkung entwickelten, hockte ich in zitternder Hilflosigkeit am Boden, die Tränen liefen mir übers Gesicht, und Martin stand mit schreckgeweiteten Augen neben mir.

Dem Arzt versuchte ich völlig aufgelöst und schluchzend zu erklären, was mit mir passiert war. Ich erzählte ihm von den rezeptfreien Schlaftabletten, die es plötzlich nicht mehr gab, und flehte ihn an, mir zu helfen.

»Aber, aber«, ich höre seine Stimme noch heute, sie klang belehrend und überlegen, »Sie scheinen mir doch sonst eine ganz vernüftige Frau zu sein.«

Was sollte das heißen: »Sonst eine ganz vernünftige Frau«? Hielt er mich für ausgeflippt oder geistesgestört, begriff er nicht, daß ich sehr krank war? »Sie bekommen jetzt von meiner Helferin eine Spritze und schreiben mir zu Hause mal Ihren ganzen Lebenslauf auf. Das bringen Sie mir morgen mit, wenn Sie wieder zu einer Spritze herkommen. Und dann kommen Sie zwei Wochen lang jeden Tag für eine Injektion zu uns. Das kriegen wir schon wieder hin.« Er lächelte voller wissender Zuversicht, und ich wollte ihm so verzweifelt gern glauben.

Dreimal schaffte ich den Weg zu ihm, dreimal nahm ich morgens die Tabletten, saß zitternd am Boden, bis sie ein wenig wirkten, und fuhr dann mit dem Wagen zu seiner Praxis, um meine Injektion zu bekommen, von der ich nicht einmal ahnte, wofür oder wogegen sie sein sollte. Meinen unkonventionellen Lebensweg hatte ich sofort zu Papier gebracht, und der Herr Doktor hatte ihn längst in Händen, ohne daß ich ihn bisher wieder zu Gesicht bekommen hatte.

Eine blutjunge, bemühte Helferin injizierte mir eine Flüssigkeit und schickte mich anschließend wieder nach Hause. Nach dem dritten Mal, nichts an meinem angstgeschüttelten Zustand hatte sich geändert, konnte ich nicht mehr. »Sagen Sie Ihrem Doktor, daß er mir herzlich unsympathisch ist und ich diese Räume nicht wieder betrete«, warf ich dem absolut schuldlosen, jungen Ding an den Kopf und fuhr weinend und zitternd nach Hause.

Soviel war sicher: Ich wurde wahnsinnig, wenn ich keine Hilfe bekam. Ich existierte nur noch für wenige Stunden am Tag, wenn ich genug von den Ersatzpillen geschluckt hatte, um meine Glieder wenigstens halbwegs koordiniert bewegen zu können.

Ich rief unseren Hausarzt an, einen Internisten, der mir zuhörte und dann mit fassungsloser Stimme fragte: »Was haben Sie gesagt, Ihren Lebenslauf mußten Sie aufschreiben? Und was tut er gegen Ihre Beschwerden?«

Noch am selben Tag wurde ich in einer Klinik aufgenommen, in der er Belegbetten hatte. Und hier zitterte, heulte, kotzte und wachte ich mich durch einen grauenhaften Entzug. Immer wieder sah ich Berge von Tabletten vor mir, und diese Vorstellung reichte jedesmal aus, mich sofort wieder kotzend an die Kloschüssel zu jagen. Drei Nächte lang machte ich nicht eine Minute die Augen wirklich zu. Niemals hätte ich geglaubt, daß so etwas überhaupt möglich sein könne.

Meine Trommelfelle waren nicht mehr durch Gehörgänge und Ohrmuscheln geschützt, mein Fleisch lag roh und hautlos bloß, meine Augen wurden zu trockenen Tümpeln, und meine Nerven führten ein Eigenleben. Nach etwa einer Woche schlief ich endlich wieder wenigstens zwei bis drei Stunden ohne Unterbrechung, und als ich endlich aufatmete und glaubte, das Schlimmste überstanden zu haben, spielte mein Herz verrückt. Als dieses Herzrasen mich das erstemal aus meinem immer noch hauchdünnen Schlaf riß, drückte ich voller Panik auf die Klingel und wagte nicht mehr, mich zu rühren. Gelähmt vor Entsetzen, versuchte ich, meinem wahnsinnig gewordenen Herzschlag zu folgen, lag auf dem Rücken, ohne mich zu bewegen, und wartete verzweifelt auf Hilfe.

Die Nachtschwester kam, die Ruhe in Person: »Aber, aber wer wird sich denn so aufregen! Lassen Sie mal sehen, das bringt ein bißchen Baldrian wieder in Ordnung.«

Aber nichts kam in Ordnung. Mein Herzschlag ließ sich durch so harmlose Mittelchen wie Baldrian nicht beeinflussen, er tobte weiter. Diese Anfälle kamen jetzt regelmäßig und dauerten jedesmal etwa eine halbe Stunde. Wenn sie vorüber waren, schickte ich ein Dankgebet zum Himmel, ich lebte noch, obwohl ich bei jedem dieser Anfälle mit allem abgeschlossen hatte. Man ließ meinen Herzschlag nachts von einer Maschine überwachen, die laut Alarm klingelte, wenn er im Schlaf über hundertvierzig Schläge in der Minute anstieg. Ich kann mich an einige Nächte erinnern, in denen die Ärztin, von der Maschine alarmiert, an mein Bett geeilt kam, mich erfolglos zu beruhigen versuchte und es wieder mit einem anderen Medikament probierte. Nach etwa einer Woche bekam man die Sache langsam in den Griff. Die Anfälle von Herzrasen kamen, in unregelmäßigen Abständen und nicht mehr in dieser extremen Form, sicher noch ein Jahr lang immer wieder. Im Laufe der nächsten Monate ging ich noch zweimal für jeweils zehn Tage zur Beobachtung in die Klinik.

Die Schlaftabletten nicht mehr anzufassen fiel mir nicht schwer, hatte ich doch die Erfahrung gemacht, daß der menschliche Körper erstaunlich lange ohne Schlaf auskommt und ihn sich irgendwann selbst holt. Die Folgen der jahrelang selbst praktizierten Vergiftung mit Schalftabletten hatten mich so geschockt, daß ich die ärztliche Warnung, das Zeug nur nie mehr zu nehmen, gar nicht gebraucht hätte. Ich akzeptierte sofort, daß diese Tabletten meinen Körper krank gemacht hatten. Und was wohl für mich das Wichtigste war: Ich mußte diese Art Kranksein nicht verdrängen – ich schämte mich nicht dafür, hatte keine Schuldgefühle. Ich hatte an Schlaflosigkeit gelitten wie so viele andere und etwas dagegen getan, wie es ebenfalls so viele tun. Es war nicht mein Fehler, daß die Pharmaindustrie ein derartig gefährliches Mittel ohne Verschreibungspflicht auf den Markt hatte bringen dürfen. Ich jedenfalls würde so etwas nicht wieder anfassen, ich war kuriert.

Das Wort Abhängigkeit – und da bin ich mir auch jetzt ganz sicher, während ich diese qualvolle Zeit noch einmal hautnah nacherlebe – war damals nicht gefallen. Es war auch nicht die Rede gewesen von irgendeiner Art der psychischen Nachbetreuung. Mir hatte ein Internist geholfen, und kein Neurologe oder Psychiater. In jedem Fall war ich ihm dankbar, daß ich mit dem Leben davongekommen war.

Pierre

Ich muß akzeptieren, daß sie nicht nach München kommt, obwohl mir das Alleinsein nach all den Wochen ganz schön auf den Wecker geht. Aber Helen braucht diese Zeit der Trennung, sie braucht ihr Alleinsein, hat sie mir erklärt.

»Wäre ich in eine Therapie gegangen, hätte ich ja auch nicht kommen können«, war ihre ruhige Antwort auf meine Bitte. An ihrer Stimme hörte ich, daß sie nicht umzustimmen sein würde. Vielleicht reagiere ich auch langsam überempfindlich, ich habe das Alleinsein verdammt satt. Andererseits bin ich wiederum froh, daß sie noch immer und jeden Abend wieder so stabil und positiv klingt. Sicher hat sie auch bemerkt, daß ich einige Male am Telefon ganz schön rund war, aber sie hat sich nichts anmerken lassen. Gemerkt hat sie es garantiert, ihre Sinne sind in dieser Beziehung jetzt sicher besonders geschärft.

Immer wieder erzählt sie mir, wieviel sie ändern muß in ihrem Leben. Sie hätte sich viel zu sehr an mich gehängt, meint sie jetzt, und dieser Sozialarbeiter, mit dem sie früher mal gesprochen hat, habe im Prinzip eben doch recht gehabt mit seinem Modewort ›Beziehungskiste‹. Irgendwas sei wohl meistens doch dran an Schlagworten. Sie behauptete allen Ernstes, sie habe teilweise auf ihr eigenes Leben verzichtet, und zwar absolut freiwillig, das solle kein Vorwurf sein, aber sie habe streckenweise nur durch mich gelebt.

»Wie in einer Symbiose«, hat sie gesagt, »und eine Ehe ist nun einmal keine Symbiose.« Sie will etwas für ihre Eigenständigkeit tun. Was für ein Wort! Zuerst habe ich es gar nicht verstanden. Fängt sie jetzt etwa auch mit der Litanei an, daß eine Frau sich nur im Beruf verwirklichen kann? Sie arbeitet doch immer wieder mit mir, ich habe angenommen, daß ihr das auch Spaß macht. Und dann ist immer wieder dieser Jürgen im Gespräch. Hoffentlich kommt sie nicht noch auf die Idee, nur mit einem AA-Mitglied glücklich leben zu können.

Beruhigend finde ich, daß sie endlich auch eine Freundin bei ihrem Club gefunden hat. Diese Ellen scheint einen guten Einfluß auf Helen zu haben. Wie Helen sagt, hat die es ganz allein geschafft. Sie steht auf dem Standpunkt, daß man auch mit Hilfe der AA-Gruppe sein Leben neu einrichten kann. Klingt wirklich vernünftig, nur wüßte ich gern, was dieses Neueinrichten so alles beinhaltet. Genau das ist es, was mir etwas Sorgen macht.

Ich kann langsam keine Steaks mehr sehen, und die Thekengespräche bringen auch nicht gerade Erleuchtungen. Schlimm ist, daß ich vor dem Fernseher regelmäßig einschlafe, wahrscheinlich fehlen mir Helens Kommentare. Nur ein Glück, daß ich Zigarren und nicht Zigaretten rauche, sonst hätte ich das Hotel unter Umständen schon in Brand geraucht. Jetzt hocke ich also wieder in unserem alten Appartement und fühle mich einsam. Es ist schon ein kleiner Trost, daß ich wenigstens dasselbe Appartement wiederbekommen habe, so ein ganz klein wenig kann ich mich hier doch schon zu Hause fühlen. Und es ist nicht zu weit in meine alte Stammkneipe.

Jetzt ist sie also auf ihre Schlaftablettenvergangenheit gestoßen. Ich muß zugeben, daß ich das vollkommen vergessen hatte. Unglaublich, was man so alles in der gedanklichen Versenkung verschwinden lassen kann. Dabei war das damals nun wirklich eine ziemlich unvergeßliche Zeit. Ich habe das meiste ja nur als Zuschauer am Rande mitbekommen, aber für Helen war es eine Hölle. Sicher, mir war schon aufgefallen, daß sie immer ihre Schlaftabletten brauchte. Ich habe das Ganze aber mehr für eine weibliche Marotte gehalten. Niemals hätte ich für möglich gehalten, daß man sich derartig krank mit dem Zeug machen kann.

Was für ein Glück, daß ich diese Probleme nicht kenne. Schlafen kann ich immer und überall, lege mich einfach hin und weg bin ich – sogar im Flugzeug. Mit Helens Nerven wäre ich in meinem Beruf auch schlecht versorgt. Manchmal denke ich, sie sollte ruhig ein bißchen egoistischer werden, sie läßt sich von allen Leuten ausnutzen. Ja sogar von unserem Hund, und ganz ehrlich gesagt, auch schon mal von mir.

Helen

Kannst du nicht ein Taxi in die Stadt nehmen, ich bin so schlecht drauf und brauche unbedingt Hilfe«, sagt die weinerliche Stimme am Telefon.

»Wo bist du denn jetzt?« erkundige ich mich. »Ich bin im Büro, im Moment kümmert sich ein Kollege um mich«, antwortet die klagende Stimme. »Bitte komm so schnell wie möglich!«

Schnell mache ich mit meinem Hund einen kurzen Gang und nehme mir dann wirklich ein Taxi, denn der Bus braucht sicher eine Dreiviertelstunde bis in die Stadt.

Rita habe ich in der AA-Kontaktstelle kennengelernt, als unsere Gruppe dort Dienst hatte. Sie kam an dem Abend leicht angetrunken mit einem Büchlein in der Hand zögernd herein, und gegen Ende des Meetings drehte sich alles um Rita und ihre ganz spezielle Buchführung.

Rita führt mit Akribie Buch über ihren täglichen Verbrauch von Tranquillizern und Bier. Hin und wieder fehlt schon mal eine Tageseintragung, weil ihr der Faden gerissen ist, aber im großen und ganzen ist sie sehr penibel. Dieses System soll ihr helfen herauszufinden, ob sie alkohol- oder tablettenabhängig ist.

Sie erzählt an dem Abend auch von früheren Versuchen mit LSD. Selbstverständlich hat Rita gehascht, das ist in ihrer Generation beinahe Ehrensache. Rita wird demnächst dreißig, und dieser Umstand hat sie scheinbar nachdenklich gemacht. Sie glaubt schon seit längerer Zeit, daß mit ihr einiges nicht mehr so ganz in Ordnung ist, kann oder will aber nicht herausfinden, was es ist. Als ihr an dem Abend geraten wird, doch einfach das ganze wesensverändernde Zeug aus dem Körper zu lassen, reagiert sie fast empört.

»Was soll ich denn aber machen? Ich will mich doch verändern. Ich ertrag' die Welt so doch einfach nicht. Gut, LSD und harte Drogen sind nicht mehr drin, das seh' ich ja ein. Captagon einschmeißen bringt nicht viel, außerdem überdreht mich das Zeug. Aber um diese Welt mit ihrem Lärm und ihren viel zu vielen Menschen zu ertragen, brauche ich doch irgend etwas.«

Gutgemeinte Ratschläge prallen an ihr ab wie Bälle von einer Wand. Sie ist zwar zu den AA gekommen, aber hören möchte sie, daß sie hier nicht hingehört und ruhig so weitermachen kann. Wir sind keine Ärzte oder Therapeuten, deshalb kann jeder nur seine eigenen Erfahrungen einbringen, ihr aus eigener Sicht und mit seinen eigenen Worten raten.

Rita jedoch verfügt über ein hochspezialisiertes Vokabular. So weiß sie zum Beispiel exakt, daß sie an einer Persönlichkeitsstörung mit sekundärer Dependance-Entwicklung zu Alkohol und Tabletten leidet, und kennt sämtliche Ärzte und Therapeuten, die mit Suchtkranken zu tun haben, entweder namentlich oder sogar persönlich.

Rita fürchtet, abhängig zu sein oder zu werden, je nach Gefühlslage. Ihren Kontrollverlust nennt sie lässig »Filmriß« und beruhigt sich damit, daß anderen so etwas ja auch passiert. Rita fängt immer nur mit Bier oder Wein an, wirft dann allerdings ihre Vorsätze, nichts Hartes trinken zu wollen, oft genug über Bord, um plötzlich Schnäpse oder Weinbrand zu trinken. Rita kann nicht mehr sorglos trinken, die Zeit ist vorbei, aber sie wehrt sich verzweifelt gegen die Erkenntnis ihrer Situation. Und ich verstehe sie, denn ich habe mich auch lange gewehrt. Auch ich wollte um keinen Preis zu den Abhängigen gehören. Zu tief sitzt das Vorurteil, das nicht nur die Gesellschaft, sondern fast jeder von uns Betroffenen in sich trägt.

Andere Alkoholiker hielt ich durchaus für krank, nur bei mir selbst glaubte ich nicht an eine Krankheit. Heute denke ich manchmal, daß ich Verständnis und Toleranz für Alkoholkranke früher nur geheuchelt habe, denn ich wußte gar nicht, worum es ging. Ich habe mir erfolgreich eingeredet, zu verstehen, weil ich gern progressiv und aufgeschlossen sein wollte. Wie sonst hätte ich so lange Zeit brauchen könnnen, um endlich mit mir selbst Verständnis zu haben, aufzugeben, statt gegen eine angebliche Charakterschwäche zu kämpfen?

Rita ist also wieder einmal schlecht drauf. Sie hat mich schon zweimal angerufen, wenn sie spätabends getrunken hatte und es ihr »vom übelsten« ging. »Ja, o.k., ich geh' ja schlafen«, hatte sie beide Male schließlich versprochen, »aber ein Valium darf ich doch noch nehmen? Ich komm' sonst nicht zur Ruhe«, hatte sie mit Kinderstimme gebeten. Und so hatte sie den Bieren noch ein Valium nachgeworfen, um das wieder abzuschalten, was sie vorher mit dem Alkohol in Gang gebracht hatte.

Schleierhaft ist mir, wie Rita immer wieder an ihr Valium kommt. Auf meine wiederholten Fragen lächelt sie jedesmal nur überlegen: »Das ist doch kein Problem, ich bekomme alles, was ich will.«

Rita umarmt mich, als ich in ihr Büro komme. Der Kollege lächelt mich etwas matt an. Ob der wohl weiß, woher sie mich kennt? fährt es mir durch den Kopf. Aber es ist wirklich nicht wichtig.

Er hat Weinbrand für sie besorgt, angeblich hätte sie sonst die Nerven verloren. »Und das geht doch nicht, hier in der Firma kann ich doch nicht auffallen«, erklärt Rita. Ihre Augen sind übermüdet und rotgeädert. Sie sieht krank aus. Der Kollege wird sie entschuldigen bei ihrem Chef, der heute glücklicherweise nur kurz ins Büro kommen wird.

»Bitte, komm mit mir zum Arzt«, bettelt sie, »ich muß unbedingt krankgeschrieben werden.« Sie hat keine genaue Vorstellung davon, was der Arzt für sie tun soll, aber er kennt sie und ihr Problem, hat Erfahrung mit Tabletten- und Alkoholabhängigkeit, ein bekannter Mann in unserer Stadt. Ich habe seinen Namen schon mehrfach gehört. »Er ist immer so hilfsbereit, laß uns zu ihm gehen.«

Nein, einen Termin hat sie nicht bei ihm, »aber wenn er mich so sieht, wird er schon Zeit für mich haben«, versichert sie mir.

»Er wird aber nicht begeistert sein, daß du getrunken hast«, wage ich einzuwenden. »Aber er kennt mich doch, er weiß doch, was mit mir los ist.«

Jetzt erzählt sie mir, daß sie schon längere Zeit auf einen Therapieplatz für einen sechsmonatigen Aufenthalt in einer Fachklinik wartet. Wenn sie doch nur wüßte, ob sie wirklich gehen soll. Jeder rät ihr zu etwas anderem, sie weiß gar nicht mehr, wie sie sich entscheiden soll. Ich rate ihr gar nichts, denn sie macht mich, offen gesagt, ziemlich ratlos.

Ich begleite sie also in die Praxis. Die Helferin läßt uns ein. Es ist etwa vierzehn Uhr, und in den Räumen sitzt nur eine einzige Patientin. Rita fragt in fast familiärem Ton nach dem Hausherrn. »Ich weiß aber nicht, ob der Doktor jetzt für Sie Zeit hat, Frau Alf«, meint die Helferin vorsichtig.

»Aber selbstverständlich wird er Zeit haben«, lächelt Rita siegessicher. Sie ist so angetrunken gar nicht einmal uncharmant, denke ich. Die Helferin gibt ihr ein Glas Wasser, um das sie gebeten hat, und bittet uns, einen Augenblick Platz zu nehmen, sie wird mit dem Doktor sprechen. Rita nippt zufrieden an ihrem Wasser, und ich frage mich wieder einmal, ob sie tatsächlich abhängig ist und ärztliche Hilfe braucht oder ob sie sich auf diesem Weg Zuneigung erzwingt. Aber braucht ein Mensch, der auf diese Art auf sich aufmerksam macht, nicht in jedem Fall Hilfe?

Und dann steht ein ziemlich ungehaltener Herr Doktor im Raum und fordert Rita auf, sich an die abgemachten Termine zu halten. »Letzten Mittwoch sind Sie auch nicht gekommen, obwohl ich mir für Sie Zeit genommen hatte. Sie haben es ja vorgezogen, ins Kino zu gehen«, sagt der Arzt zornbebend. »Ich muß Sie jetzt wirklich bitten, zu gehen. Im Moment habe ich keine Zeit für Sie, ich habe auch noch andere Patienten.«

Die Dame im Wartezimmer wird immer verlegener, sie sieht ostentativ aus dem Fenster. Ich würde am liebsten im Boden versinken, als Rita jetzt mit erhobener Stimme droht, das

Wasserglas an die Wand zu werfen, wenn sie nicht sofort Hilfe bekommt.

»Sie haben getrunken«, sagt der Doktor kalt, »verlassen Sie sofort meine Praxis, und lassen Sie sich, wenn Sie wieder nüchtern sind, einen Termin von meiner Helferin geben.«

Rita stellt das Wasserglas auf den kleinen Tisch im Wartezimmer und rauscht erhobenen Hauptes durch die Eingangstür. Irritiert sieht der Arzt mich an. »Und Sie?« will er wissen.

»Ich bin eine Freundin von Frau Alf«, erkläre ich, höchstwahrscheinlich leuchtend rot vor Verlegenheit.

»Dann passen Sie auf, daß Sie keinen Alkohol mehr trinkt, werden Sie nicht zum Ko-Alkoholiker.«

Ich nehme meinen spärlichen Mut zusammen: »Ich bin selbst trockene Alkoholikerin«, bringe ich tatsächlich heraus.

Hatte ich gedacht, die Erde öffnet sich, oder wenigstens so etwas wie Abscheu auf seinem Gesicht erwartet? Es ist jedenfalls das erste Mal, daß ich diesen Satz, der mir immer noch so schwer über die Lippen geht, außerhalb der Gruppe sage. Ich hasse das Wort ›Alkoholiker‹, und ich hasse auch das Wort ›trocken‹, aber für den Doktor haben diese Worte offensichtlich keinen beschämenden Beigeschmack. (Er ist ja auch nicht betroffen, denke ich.) Sein Gesichtsausdruck bleibt sachlich, als er nun sagt: »Dann wissen Sie ja Bescheid, geben Sie ihr auf keinen Fall mehr etwas. Sie ist ein komplizierter Fall, ich weiß bald auch nicht mehr, wie ich ihr helfen soll.«

So ist das also, Rita sucht längst regelmäßig Hilfe bei einem Fachmann in Sachen Abhängigkeit. Sie wartet im Treppenhaus auf mich. Inzwischen sehr zerknirscht und klein geworden.

»Mein Gott, wie peinlich, da kann ich nie mehr hingehen«, ist ihre erste Reaktion. Ich rede ihr das aus, und da sie jetzt noch ratloser ist als zuvor, nehme ich sie einfach mit zu mir.

Rita packt zu Hause noch schnell ein paar Sachen ein, sie möchte bei mir übernachten. Im Laufe des Nachmittags stellt sich heraus, daß sie eine regelrechte Wundertasche bei sich hat. Da gibt es Platten von Konstantin Wecker, für den sie schwärmt, spätestens seit sie weiß, daß er mal mit der »chicen«

Droge Kokain experimentiert hat. Sie hat den Rest des billigen Weinbrands aus dem Büro zu mir gerettet und stellt ihn mir stolz lächelnd auf den Küchentisch, mit der Bitte, ihn zu verwahren. Und gegen Abend zaubert sie dann ein Döschen Valium aus ihrer Tasche und versichert mir, daß sie das Valium zwar nicht nehmen muß, es aber gern sichtbar neben sich stehen hat. »Das genügt mir heute, ich bin ja nicht allein.«

Tabletten und Alkohol gegen Alleinsein und Einsamkeitsgefühle, eine tolle Welt haben wir uns zurechtgeschustert, denke ich.

Rita hat keinerlei Entzugserscheinungen, sie schläft auch ohne Valium schon gegen einundzwanzig Uhr ruhig auf der Couch neben mir ein. Ich möchte wirklich wissen, wie viele Ritas es allein heute abend in dieser Stadt gibt, und ich denke darüber nach, was ein bißchen menschliche Nähe manchmal bewirken kann.

Am nächsten Morgen ist mein Gast munter und fidel. Gegen Mittag hängt sie sich ans Telefon und verabredet sich für den Nachmittag. Ein Freund, den sie allerdings erst kurze Zeit kennt, wird sie bei mir abholen. Sie ist voller Dankbarkeit und guter Vorsätze. Natürlich wird sie sich bei ihrem Arzt entschuldigen, selbstverständlich geht sie wieder zu ihm. Und überhaupt meint sie voller Schwung: »Ich bin jetzt draufgekommen, daß ich, wenn überhaupt abhängig, nur Valiumabhängig bin.«

Ich sehe ihr in die Augen und muß lächeln. »Komisch, daß man eine Tablettenabhängigkeit so viel leichter akzeptiert, sie ist einfach igendwie eleganter, stimmt's?« Rita lacht mit einem kleinen Schuß Verlegenheit. »Ja, wahrscheinlich schon.«

Zum Essen ist sie auch heute nur schwer zu bewegen. Dafür raucht sie eine Zigarette nach der anderen und trinkt schon seit dem Frühstück die sechste Tasse Kaffee. Ich würde längst einige Zentimeter über dem Boden schweben bei diesen Mengen an Genußmitteln. Als sie, kurz bevor sie ihren neuen Freund erwartet, ihre Tasche packt, will ich ihr auch die Flasche mit dem restlichen Weinbrand mitgeben. Aber ich suche die Flasche vergeblich neben dem Kühlschrank. Rita lächelt spitzbübisch und holt sie aus ihrer Tasche. Es fehlen wieder etwa zwei Fingerbreit von der bräunlichen Flüssigkeit.

»Ich brauch' das einfach, um locker zu sein«, erklärt sie und sieht mich mit ihren großen, heute sichtbar erholten, dunklen Augen verschwörerisch an, »ich kenn' den Typ doch kaum.«

Wüßte ich nicht, was Abhängigkeit ist, würde ich ihr Verhalten höchstwahrscheinlich absolut in Ordnung finden. Andere lockern auch ihre Hemmungen mit Alkohol, oder? Ich lasse sie ziehen, ohne mich weiter einzumischen. Sie ist noch nicht so weit, niemand wird sie im Augenblick dazu bringen, auf ihre Hilfsmittelchen zu verzichten. Vom Kopf her weiß sie genau, daß eine Zeitbombe in ihr tickt, aber noch hält sie das Ticken für sehr zaghaft und arrangiert sich lieber mit ihren Befürchtungen und Zweifeln.

Pierre

Heute habe ausnahmsweise ich einmal Einschlafprobleme. Was Helen mir da über diese Rita erzählt hat, die bei ihr übernachtet, finde ich nicht gerade beruhigend. Ist ja eigentlich zu erwarten, daß sie in diesen Kreisen auf allerlei ausgeflippte Vögel stößt. Und dann hat die junge Dame auch noch Alkohol bei sich. Hoffentlich betrinken die beiden sich nicht gemeinsam. Ich fürchte, daß diese Art Samariterdienste für Helen noch viel zu früh kommen. Ja, ich weiß, ihr Programm bei den AA beinhaltet Hilfsbereitschaft für andere Abhängige, aber sie selbst ist doch gerade erst raus aus dem Dreck. Nachdem Helen mich gestern auf ihre Tablettenschluckerei gebracht hat, bin ich optimistischer geworden. Schließlich hat sie das ja auch geschafft, und zwar ganz ohne fremde Hilfe.

Selbst als mein Bonanzaprojekt damals in die Hose ging, hat sie durchgehalten. Sie hat lieber stundenlang wach gelegen als wieder Schlafmittel zu schlucken. Wenn ich mich an die Zeit erinnere, stellen sich mir nachträglich noch die Haare auf, so angeschlagen bin ich selbst damals gewesen. Es fing damit an, daß das ganze Projekt verwässert wurde. Jede Woche kamen neue Bücher mit phantastischeren Änderungsideen. Die Redaktion beim Sender hielt sich nicht im geringsten an die Absprache mit dem eigentlichen Ideengeber in Paris. Plötzlich wimmelte es in den Drehbüchern von Blut und Gewalt, und meine sämtlichen Einwände gegen diese komplette Veränderung der Grundidee stießen auf taube Ohren. Nach einer gewissen Zeit wurde ich zu den Vorgesprächen nicht einmal mehr hinzugezogen, obwohl ich einen Vertrag über die Gesamtregie des Projekts in der Tasche hatte. Der Produzent, in den ich wirklich großes Vertrauen gesetzt hatte, entpuppte sich als unehrlicher

Bluffer. Nicht nur, daß ihm das Geld ausging, nein, er kungelte auch mit dem stoffführenden Redakteur und dessen Freundin, die nicht nur Hauptdarstellerin sein sollte, sondern auch noch an den Drehbüchern herumpfuschte, bis der Sender Wind davon bekam und das ganze Projekt ins Gerede geriet.

Dem Gerede ging man nach, und es stellte sich heraus, daß eine ganze Menge dran war. Inzwischen unterschrieb der Jungproduzent längst ungedeckte Schecks, und sein Geldgeber arbeitete bereits mit Wechseln, die wenig später ohnehin zu Protest gingen. Mein Projekt, das über Jahre laufen sollte, verschwand sang- und klanglos in der Versenkung. Das war selbst für meine in diesem Geschäft trainierten Nerven zuviel. Ich rutschte in eine Depression hinein, trank zuviel, bekam Psychopharmaka von unserem Hausarzt und kostenlos die Empfehlung, alles nicht so tragisch zu nehmen. Aber es war tragisch.

Ich galt in der Branche für viele Jahre im voraus als ausgebucht, da die Presse die geplante Serie schon mit Vorschußlorbeeren bedacht hatte. Dieselbe Presse gab mir praktisch den Gnadenstoß, als sie zu dem skandalumwitterten Scheitern der einst so vielversprechend begonnenen Serie einen Nachruf schrieb. Einige Leute in der Sendeanstalt hielten mich unglücklicherweise für den Informanten der schreibenden Zunft, und das ließ man mich fühlen, indem man mich ›opferte‹. Da die leidige Geschichte auch einen Redakteurskopf gekostet hatte, reagierte der Sender besonders sensibel, hüllte sich in Schweigen und ließ Gras über alles wachsen – auch über meinen Namen. Helen, die sich auf die Mitarbeit an den Büchern gefreut hatte, war natürlich auch enttäuscht, schaffte es aber immer wieder, mir Mut zu machen.

Heute weiß ich, daß sie damals schon manchmal ein Glas trank, um Schwung für mich mitzuhaben.

Ich brauchte Monate, um wieder auf die Füße zu kommen und wenigstens wieder kleine Regieaufgaben zu bekommen. In diesen vielen leeren Monaten finanzierten wir unseren Alltag mit Hilfe des Arbeitsamtes und einiger Spargelder. In diesen

Monaten, in denen ich manchmal tagelang nicht ansprechbar war, entschloß Helen sich, Martin wieder bei ihren Eltern wohnen zu lassen. Noch heute glaube ich, daß dieser Entschluß richtig war, denn unser Leben damals war nichts für einen heranwachsenden Jungen. Ein knapp Vierzehnjähriger muß nicht Zeuge sein, wenn ein erwachsener, nicht mehr junger Mann die gerissenen Fäden seines Lebens nicht mehr zusammenknüpfen kann und seine Mutter sich Kraft aus einer Flasche holen muß.

Martin war nur ein Jahr bei uns in München gewesen, als er uns wieder verließ. Ich weiß nicht genau, ob ich jemals begriffen habe, was sein Weggehen für Helen bedeutet hat, denn ich war lange Zeit ausschließlich mit mir selbst beschäftigt: Ein Mensch, der davon lebt, Träume zu realisieren, und dem kein einziger Traum mehr blieb. Aber ich bin ein altes Zirkuspferd, und nach und nach faßte ich wieder Tritt. Es waren anfänglich zwar nur ganz kleine Aufgaben, aber ich war schon glücklich, daß man sich überhaupt wieder an mich erinnerte.

Martin war wohl etwa zwei Monate nicht mehr bei uns, als ich für einige Tage nach Spanien mußte. Noch jetzt erinnere ich mich an jede Einzelheit, die ich bei meiner Rückkehr vorfand. Auf mein Klingeln hatte niemand reagiert, und ich öffnete die Wohnung mit meinem eigenen Schlüssel. Helen war nirgendwo zu sehen, in der Küche stand eine benutzte Tasse, das Bad war leer und aufgeräumt. Es erinnerte mich fatal an eine Rückkehr vor Jahren, als ich auch nur eine leere Wohnung vorgefunden hatte. Nur, daß damals ein Brief auf mich gewartet hatte.

Und dann fand ich Helen. Sie lag im Wohnzimmer auf dem wuscheligen, dicken Schwedenteppich, eingeklemmt zwischen Bücherregalen und Couch auf dem Bauch. Die Stehlampe brannte, und vor ihr auf dem Teppich stand eine Cognacflasche, in der noch ein winziger Rest den Boden bedeckte. Sie lag da wie tot und reagierte auch nicht, als ich sie ansprach und an den Schultern rüttelte. Ich drehte sie auf die Seite. Ihr Gesicht war gerötet, ihr Atem roch stark nach Alkohol. Meine Frau hatte sich ganz offensichtlich bewußtlos getrunken. Mit Mühe hob ich ihre hundert Pfund, die mir bleischwer vorkamen, auf die Couch. Sie kam auch jetzt nicht zu sich. Ich holte eine Wolldecke und entschloß mich, sie da liegen zu lassen, bis sie von allein wieder zu sich käme. Die Situation widerte mich an und bedrückte mich gleichzeitig. Und dann, als ich das Licht ausmachen wollte – ich hatte mich entschlossen, irgendwo schnell eine Kleinigkeit zu essen, hier konnte ich doch nichts tun –, sah ich ein paar beschriebene Bogen am Boden liegen. Ich setzte mich in den Sessel und sah mir das Geschriebene an. Es war eine Geschichte, die Helen scheinbar während meiner Abwesenheit geschrieben hatte:

»Um etwa fünf Uhr sind sie weggefahren. Die Scheiben waren vom Morgentau beschlagen. Das Safrangelb des Wagens wirkte unangenehm optimistisch.«

Ich wußte sofort, daß sie den Morgen von Martins Abfahrt beschrieb. Ihre Eltern hatten ihn abgeholt. Ich war um die Zeit noch gar nicht aufgestanden gewesen. Wir hatten uns am Vorabend voneinander verabschiedet, weil sie schon um fünf Uhr früh fahren wollten. Ich vergaß meine Wut und meinen Hunger und las weiter:

»Sie sah den Pickel auf der linken oberen Wange ihres Sohnes. Er hatte eine gelbe Kuppe und saß eigentlich auf dem auslaufenden Nasenflügel. Sie hatte oft gelesen, daß man in schmerzlichen Momenten die nebensächlichsten Dinge aufmerksam registriert, und wunderte sich darüber, daß es tatsächlich zu stimmen schien. Sie dachte sogar, daß man den Pickel eigentlich ausdrücken könne. Sie fühlte sich ziemlich ruhig und war irgendwie sicher, daß sie die Fassung behalten würde.

Das Gesicht ihrer Mutter beim Abschiedskuß rührte sie schmerzhaft, es sah tatsächlich aus wie das Gesicht einer plötzlich alten Frau. Die Haut, die sonst noch Glanz hatte, wirkte leicht fleckig. Ihre Mutter trug manchmal Farben, die nicht zu ihrem Teint paßten. Auch heute morgen. Dieses Altrosa stand ihr nicht. Sie umarmten sich. Sie fühlte sich schuldig – schmerzhaft. Ihr Vater wirkte auf sie nicht so schuldigmachend. Sie küßten einander, und es überraschte sie, daß er plötzlich tatsächlich so aussah oder jedenfalls fast so aussah wie neunundsechzig. Das liegt am Licht so früh am Morgen, dachte sie.

Ihr Sohn verhielt sich wie ein Erwachsener. Sie dachte einen flüchtigen Moment lang an die Bemerkung ihres Hausarztes, ihr Sohn zeige bereits Anzeichen eines Fehlverhaltens. Sie wußte, daß das ihre Schuld sein mußte oder sein sollte? Sie wußte aber auch, daß der Arzt sich geirrt hatte, wie sie überhaupt wußte, daß ihr Sohn ein seelisch und körperlich gesundes Kind war.

Sie mußte sich jetzt von ihm verabschieden. Er sah sie an und hielt ihr zum Kuß seine Lippen hin, was ganz unüblich war. Sie küßte sie vorsichtig. Und dann kam ganz langsam eine ungeheure Druckwelle in ihr hoch. Ihre Kehle schmerzte, sie rang nach Luft, die Augen brannten, und sie spürte zu ihrer Überraschung, daß sie weinte. Sie hatte geglaubt, daß sie einfach noch zu müde sei, um zu weinen. Und sie hatte doch auch dieses wirklich kluge Psycho-Buch schon zu einem Drittel im Kopf.

Ihr Sohn sagte: »Bitte nicht«, und sie griff sich an den Kopf. Ihr ganzer Körper schmerzte, und doch war ihr klar, daß dies alles notwendig war. Die neugelernten Verhaltensmechanismen würden viel später wieder in Erinnerung kommen, sie würde sich gleich wieder zur Ordnung rufen. Das Gesicht ihres Sohnes wirkte weich, und sie sah, wie er sich bemühte, männlich auszusehen.

Mein Gott, dachte sie, ich habe ihn doch gelehrt zu weinen. Er stieg in den Wagen, und jetzt leuchtete der Aufdruck seines T-Shirts durch die Scheibe, gelb und grün: »Boston Giants«. Als sie es gekauft hatte vor etwa sechs Wochen, hatte sie nicht einen Moment daran gedacht, daß er sie verlassen könnte. Sie fühlte sich völlig machtlos. Später würde sie darüber nachdenken, wie dies alles gekommen war. Sie hatte Mühe, sich an die vergangenen Tage zu erinnern.

Der Wagen setzte sich in Bewegung. Ihr Sohn hatte den Arm erhoben und winkte. Sie sah seine Hand bis zum letzten Augenblick. Sehr vorsichtig und leise ging sie ins Haus zurück, schloß die Wohnungstür hinter sich und hörte zu ihrer Verwunderung plötzlich einen Laut aus ihrem Mund kommen.

Dann entdeckte sie seinen Pyjama auf der Couch, den er vergessen hatte. Er war noch so müde gewesen. Sie setzte sich neben den Pyjama, drückte das Oberteil an ihr nasses Gesicht und dachte: Ich behalte wieder nur einen Pyjama zurück. Es war wie damals, als sein Vater ihn einfach weggebracht hatte.

Sie wollte sich zur Ordnung rufen, dachte wieder an das hilfreiche Buch und legte sich nach dem gelernten Muster die Fragen vor: Wem nützen meine Tränen? Ist mein Sohn in diesem Moment glücklicher, weil ich weine? Mit Sicherheit nicht.

Gefühle laufen über das Gehirn, das Gehirn kann man steuern. Wem schade ich, wenn ich weine? Mit Sicherheit mir selbst.

Will ich mir ernsthaft schaden, oder will ich versuchen, gut zu mir zu sein? Ich will lernen, gut zu mir zu sein.

Sie wurde so ruhig, daß sie glaubte, ihr Herz würde jetzt ganz langsam aufhören zu schlagen – in einer unendlichen Ruhe immer langsamer werden und dann einfach stillstehen. Sie wollte Musik hören – ließ es dann aber doch. Wieder sah sie ihren Sohn vor sich: »Boston Giants«. Ihr Gesicht war schon wieder naß, obwohl sie der festen Überzeugung war, nicht zu weinen.

Ich kann nicht allein an allem schuld sein, dachte sie verzweifelt. Eine Frau in dieser Gesellschaft, die nicht mehr mit dem Vater ihres Kindes zusammenlebt, hat immer nur die Wahl zwischen einem Leben voller Kompromisse und Falschheiten, wenn sie einen ›Fremden‹ zu lieben glaubt und beides will, den Fremden und ihr Kind. Sie muß sich so oft gegen diesen neuen Mann stellen, daß auch ihre Liebe langsam in Frage gestellt wird. Und dann war schließlich alles falsch: Der ganze Versuch, mit beiden zu leben, bringt nur das Ergebnis, daß sie letztlich zwischen beiden steht.

Mein Sohn in der Pubertät, dachte sie jetzt ruhig. Und in diesem Moment glaubte sie, daß sie alle richtig gehandelt hatten. Sie stellte sich vor, wie ihr Sohn, jetzt ein großes Kind, ein kleiner Mann, immer mehr ein Mann werden würde. Und zwar schnell. Sie sah ihn sich im Bad rasieren, vielleicht in zwei Jahren. Und sie sah ihren Mann daneben, der sich ebenfalls rasierte. Ihr Sohn würde wachsen und mehr und mehr Raum beanspruchen. Er würde seine Arme und Beine praktisch aus seinem Zimmer unter dem Dach strecken, und unten in der Wohnung hätte er keinen eigenen Raum. Er wäre Gast in ihrer Wohnung, und das ständige Bemühen um Rücksichtnahme aufeinander würde alle halbwegs neurotisch machen. Es würde zu Explosionen kommen – sie kannte ihren Mann –, die ihr Sohn vielleicht nicht mehr lange kindhaft hinnehmen würde. Sie erinnerte sich an sein fast übereifriges Bemühen, von ihrem Mann anerkannt zu werden. Seine Blicke zum Beispiel, wenn er hinüberschaute, ob der Mann seiner Mutter wohl lachte – erst dann lachte auch er.

Ihr Fehler war es gewesen, anzunehmen, daß sie alle sich ständig angepaßt würden verhalten können. Die Depressionen ihres Mannes hatten schnell gezeigt, daß das nicht möglich sein würde. Zwei männliche Wesen: das eine wurde langsam ein Mann, das andere war im Moment ein entmutigter Mann und wurde langsam ein alter Mann. Sie wußte, daß sie sich eines Tages alle gegenseitig und stumm für irgend etwas, für einen Teil der Spannung, die immer größer werden würde, verantwortlich machen würden, wenn sie unter den jetzt gegebenen Umständen zusammenblieben.

Sie hatte kein Recht, bei ihrem Sohn Trost zu suchen, und auch ihr Mann hatte dieses Recht nicht. Sie dachte ganz intensiv an ihre Eltern und wünschte, daß diese Entscheidung richtig gewesen war. Dann stand sie auf und setzte sich an die Schreibmaschine...

So hatte es damals in ihr ausgesehen. Sie hatte nicht mit mir darüber gesprochen, wahrscheinlich aus Rücksicht auf mich. Ich weiß, daß ich ein starkes Schuldgefühl empfand, als ich sie so daliegen sah. Der Hunger war mir vergangen. Ich hielt die

Blätter in der Hand, saß da voller Ratlosigkeit. Wie war es möglich gewesen, daß ich nicht bemerkt hatte, wie sie litt? War ich wirklich so sehr mit mir selbst beschäftigt gewesen? Sie hatte sich eine richtige Rechtfertigungsgeschichte geschrieben und uns alle freigesprochen. Ich nahm mir damals vor, besser auf sie zu achten, mehr Verständnis für sie aufzubringen. Was ich damals nicht begriffen habe, nicht begreifen konnte, war, daß Helen ihren ersten Kontrollverlust hatte, daß sie statt der Tabletten jetzt den Alkohol eingesetzt hatte, um sich aus der Realität zu katapultieren.

Helen

Je länger ich mit mir allein bin, um so besser komme ich mir auf die Schliche. Es ist nicht immer schmeichelhaft, was ich so über mich herausfinde. Richtig, ich konnte ohne Schlaftabletten weiterleben, ich konnte sogar ziemlich bald wieder fast normal schlafen. Tatsächlich suchte ich nicht nach Ersatzmitteln, denn ich hatte ja während des Tablettenentzugs erlebt, daß der Körper sich seine Eigenbedürfnisse irgendwann selbst erfüllt. Ich glaube, daß ich ingesamt lebhafter wurde, vielleicht auch ein wenig reizbarer, aber Martin meinte einmal, als ich mich bei ihm für eine reichlich ungeduldige Reaktion entschuldigen wollte: »Macht nichts, wenn du mal laut wirst, dafür kannst du jetzt auch wieder richtig lachen.«

Mitten in diesen sich so positiv entwickelnden Alltag platzte dann eine Hiobsbotschaft: Unser hoffnungsvoller Produzent war pleite.

Seit Wochen schon war Pierre beunruhigt gewesen, nichts lief mehr wie abgesprochen. Er wurde von seinem eigenen Projekt immer mehr ausgeschlossen. Wegen der schlechten Drehbücher hatte es mehrfach mit dem Produzenten Krach gegeben. Und nun das Ende: ein betrügerischer Konkurs. Wir mußten erhebliche finanzielle Einbußen hinnehmen, da die Firma nicht einen einzigen Vertrag erfüllen konnte. Alle standen von heute auf morgen auf der Straße, auch Pierre wurde arbeitslos.

Er veränderte sich zusehends, sprach kaum noch mit uns, nahm keine Einladung mehr an, wollte auch niemanden im Hause haben, nicht einmal wirklich gute Freunde, und eine seiner Lieblingsredensarten wurde: »Wir wollen uns einsperren.«

Ständig schloß er die Wohnungstür von innen ab, kontrollierte mehrmals am Tag, ob die Tür auch wirklich verschlossen war, und konnte stundenlang in der Wohnung auf und ab laufen. Das Glas Wein oder Bier in seiner Hand gehörte bald zu dem neuen Pierre, der in Hoffnungslosigkeit versank. An einen schnellen anderen Regievertrag war gar nicht zu denken. Fernsehproduktionen werden langfristig geplant, und Pierre galt als ausgebucht. Jetzt hieß es wieder Klinkenputzen gehen, aber woher die Kraft nehmen wenn man in seinem Zustand war?

Und jetzt spürte ich, wie wenig ich selbst in der Lage war, etwas zu ändern. Ich hatte mich, seitdem ich mit Pierre zusammenlebte, völlig auf ihn verlassen, an eigene Pläne nicht einmal mehr gedacht. Im Grunde war ich genauso geschockt wie er. Da aber nicht ich aus dem Haus gehen mußte, um neue Arbeit zu finden, sondern er, war ich ihm gegenüber im Vorteil. Ich brauchte nicht an die Front, sondern mußte nur meinem Mann Mut machen. Eine Weile lang schaffte ich das auch, wenn auch ohne sichtbaren Erfolg.

Auch ich griff jetzt abends zu Bier oder Wein, wenigstens ein ganz klein wenig Erleichterung hatten wir doch wohl verdient! Martin beobachtete uns aufmerksam und zog sich immer mehr in sein eigenes Zimmer zurück. Sein einziger Kommentar in diesen Monaten war einmal: »Also, so viel kann ich dir hundertprozentig sagen, Regisseur würde ich niemals werden ...«

Pierre hatte sich endlich von mir überreden lassen, in ärztliche Behandlung zu gehen. Unser Hausarzt, der unsere Situation halbwegs kannte, machte ihm jeden Morgen in seiner Praxis eine Infusion. So hatte Pierre wenigstens wieder eine tägliche Pflicht und bekam für die Wochen der Behandlung wieder einen gewissen Rhythmus in seinen Tagesablauf. Ich drehte in dieser Zeit jede Mark zweimal um, denn vom Arbeitslosengeld konnten wir gerade unsere Unkosten bezahlen. Und dann schlug mein Vater, der regelmäßig mit Martin und mir telefonierte vor, Martin doch wieder in die Heide kommen zu lassen. Zwei Wochen lang überlegte ich hin und her. Abends trank ich mich mit Bier müde, um nachts nicht darüber nachdenken zu müssen, und tagsüber war ich unansprechbar. Noch heute empfinde ich den Entschluß, Martin gehen zu lassen, als mein ganz persönliches Versagen. Obwohl mir Martin die Entscheidung schließlich abnahm, weiß ich, daß es auch für ihn nicht einfach war. Er mußte wieder einmal die Schule wechseln, aber wenigstens ging er dieses Mal zu Freunden und nicht zu Fremden.

In den Tagen, bevor meine Eltern kamen – sie hatten uns angeboten, ihn mit dem Wagen zu holen –, trank ich auch tagsüber Alkohol. Keine großen Mengen, gerade genug, um halbwegs im Gleichgewicht zu bleiben und nicht bei jeder Gelegenheit in Tränen auszubrechen. Meine Eltern blieben zwei Tage, und auch über diese Tage half mir der regelmäßige Schluck Bier irgendwie hinweg. Ich weiß bis heute nicht, ob sie es gemerkt haben oder nicht, gesagt haben sie bis heute nichts.

Den Abschiedsmorgen habe ich auch jetzt noch vor Augen, als sei es gestern gewesen. Mein Sohn, der sich erwachsen gab, als er sich von mir verabschiedete. Ich weiß, daß ich damals dachte, es wäre besser gewesen, ich hätte ihn gar nicht erst zu mir geholt. Aber Martin war schon immer großzügig. Er hat uns unsere Schwäche niemals vorgeworfen und, wie ich glaube, auch nicht nachgetragen, obwohl er sie damals garantiert registriert hat.

Der Abschied von Martin warf mich aus der Bahn. Pierre, der langsam wieder seine Fühler in die Berufswelt ausstreckte, hatte an mir keinerlei Hilfe mehr. Es war Sommer, ich nahm es kaum wahr. Die Bäume waren grün, mir ging ihr Grün auf die Nerven. Mich interessierte nicht die gute Luft, die uns am Stadtrand umgab, mich umgaben lediglich einsame Ratlosigkeit und Schuldgefühl. Ich wurde ein Negativ-Mensch. Das Schlimmste war, daß ich es durchaus spürte, aber nichts dagegen unternahm, mich einfach treiben ließ, einen Tag nach dem anderen verwartete. Hatte ich früher mit Pierre gewartet, so wartete ich jetzt auf Pierre. Genausogut hätte ich tagsüber wieder Schlaftabletten nehmen können, denn ich verbrachte meine Tage oft genug wie im Halbschlaf.

Wenn ich jetzt zurückdenke, weiß ich, daß ich meinen ersten Kontrollverlust einige Wochen nach Martins Weggang hatte. Pierre hatte damals endlich wieder erste kleine Sachen übernommen und mußte mich für einige Tage allein lassen. Ich hatte mich mit einer geöffneten Cognacflasche an die Schreibmaschine gesetzt, mir den Abschiedsmorgen von der Seele geschrieben und war dann vierundzwanzig Stunden lang in Cognac untergetaucht. Weder Pierre noch ich haben in diesem Zwischenfall damals ein Signal gesehen. Ich wußte nur, daß ich etwas gegen meine Passivität, gegen meine völlige Antriebslosigkeit tun mußte.

Unser Hausarzt gab mir die Telefonnummer eines Psychologen, als ich ihn endlich darauf ansprach, und empfahl mir, mich einmal richtig bei dem Mann auszusprechen und es vielleicht einmal mit autogenem Training zu versuchen. »Was konkret wollen Sie eigentlich, wissen Sie das?« erkundigte er sich zum Abschied freundlich.

Ich wußte es ganz genau, aber ich antwortete ihm nicht. Ich wollte Erfolg, aber da ich aufgehört hatte, auch nur die geringste Eigeninitiative zu entwickeln, konnte ich Erfolgserlebnisse nur noch über Pierre bekommen.

Hier lag mein Fehler, wie ich heute weiß. Ich steckte den Kopf in den Sand, fürchtete mich vor jeder kleinen Herausforderung, manchmal genügte schon ein Telefongespräch, das ich hätte führen sollen, um mich zu verunsichern, und erwartete von Pierre, daß er etwas gegen den totalen Verlust meines Selbstwertgefühls tat. Ganz schön schizophren – aber so war es damals tatsächlich.

Ich entschloß mich, den Psychologen aufzusuchen. Seine Praxis lag in der Münchner Innenstadt. Schon das Hinkommen war für mich ein Problem, denn ich hatte neuerdings auch im Auto derartige Unsicherheitsgefühle, daß ich mich kaum in den Stadtverkehr wagte. Irgendwie schaffte ich es aber, indem ich mir einredete, ich müsse ja eigentlich immer nur von Ampel zu Ampel gelangen.

Das Psychologen-Wartezimmer strahlte gediegenen

Geschmack aus. Thonet-Stühle, alte Stiche an den Wänden, viele beruhigende Grüntöne, cremfarbene, großzügig fallende Vorhänge – eben ein Aushängeschild für einen erfolgreichen Mann. Er selbst war gar nicht unsympathisch. Nach einem kurzen Gespräch, in dem ich versuchte, ihm zu erklären, warum ich gekommen sei – ich fürchte, ich war nicht ehrlich genug –, wies er mich auf verschiedene Kurse hin, die in seinen Räumen abgehalten wurden: »Entspannung durch Anspannung« hieß einer oder »Autogenes Training«, das mir ja bereits empfohlen worden war, und erklärte mir dann, daß eine Gesprächstherapie nicht von meiner Krankenkasse übernommen würde, sondern aus eigener Tasche bezahlt werden müsse. Es war klar, daß ich gerade jetzt das Geld dafür nicht hatte, aber wenigstens seine Kurse wollte ich mitmachen und mich außerdem – wie er mir anbot – noch ein- oder zweimal mit ihm unterhalten.

Seine Hauptreaktion kam für mich gar nicht überraschend: »Sie müssen wieder lernen, sich über sich selbst zu identifizieren und nicht über Ihren Mann, das ist auf die Dauer ungesund«, meinte er freundlich. »Sie müssen etwas Eigenes machen, eigene kleine Erfolge sammeln. Fangen Sie noch heute damit an.«

Ich weiß heute noch besser als damals, wie recht er hatte, aber das Wissen allein gab mir noch keinerlei Mut oder Schwung.

Nichts besserte sich, denn von allein ändern die Dinge sich nun mal nicht. Pierre und ich konnten uns nicht mehr gegenseitig helfen, obwohl der eine sich am anderen festzuhalten versuchte. Unser Leben, das außerhalb der eigenen vier Wände kaum noch stattfand, bekam Abend für Abend ein paar falsche Glanzlichter aus der Bierdose oder der Weinflasche. Unsere Isolation wurde immer perfekter.

Ich erinnere mich deutlich an den Abend, als es dann passierte, als sich meine ganze hilflose Aggression gegen mich selbst richtete. Pierre und ich hatten beide zuviel getrunken. Pierre war immer ruhiger geworden. Ich hätte ihn so gern aufgemuntert, sein Selbstvertrauen, seinen Kampfgeist wachgerüttelt, aber ich erreichte ihn gar nicht. Da stürzte ich ins Bad und hatte plötzlich eine Rasierklinge in der Hand. Ich weiß noch, daß ich voller Selbsthaß dachte: Nicht mal dazu hast du genug Mut! Und im selben Moment zog ich kurzentschlossen die Klinge kräftig an meinem Handgelenk entlang. Ich glaube, ich sah erschreckt, aber voller Befriedigung auf meinen blutenden Arm. Ich weiß nicht, warum Pierre plötzlich in der Tür stand. Wortlos starrte er mich und dann die Blutlache auf dem Fliesenboden an, die immer größer wurde. Immer noch wortlos verschwand er in der Küche und band mir dann den Arm mit einem Gläsertuch ab. Jetzt sah ich, daß er weinte, und ganz langsam begriff ich, was ich da getan hatte. Ich hatte doch nicht sterben wollen! Ich war nur für einen kurzen Moment wahnsinnig gewesen vor Verzweiflung und Einsamkeit. Mir wurde speiübel bei der Vorstellung, daß ich wirklich, wie ich es versucht hatte, meine Pulsader der Länge nach getroffen hätte.

Auch so war es schon schlimm genug. So weit war ich also: Meine letzte Willenskraft benutze ich zur Selbstzerstörung. In dieser Nacht lagen Pierre und ich Hand in Hand nebeneinander in der Dunkelheit unseres Schlafzimmers. Ich schämte mich fürchterlich für das, was ich getan hatte, so klar war mein Kopf inzwischen wieder, und ich glaube fast, Pierre schämte sich auch. Es dauerte Monate, bis die Wunde verheilt war, aber ich ging zu keinem Arzt. Alles, was ich brauchte, um die Wunde zu versorgen, holte ich mir aus der Apotheke und ließ niemanden an meinen Arm heran.

Dem Psychologen, der mich bei meinem nächsten Besuch fragte, ob in der Zwischenzeit irgend etwas Besonderes passiert sei, hielt ich verlegen mein bandagiertes Handgelenk entgegen und murmelte: »Nur dies hier.« Er reagierte gar nicht, und ich dachte beschämt: Siehst du, der findet das auch so unmöglich, daß er gar nicht darauf eingeht. Ja, genau das dachte ich damals wirklich, und darum schwieg ich.

Verhalte ich mich heute eigentlich sehr viel klüger? Auch heute sitze ich meistens wortlos in der Gruppe, und beim

Rundgespräch beschränke ich mich fast immer auf den einen Satz: »Ich bin Helen, Alkoholikerin, und mir geht es gut.« Aber ich weiß, daß es den meisten genauso gegangen ist am Anfang, auch den Umgang mit der Gruppe muß fast jeder mühsam lernen. Im Gegensatz zu früher aber schäme ich mich nicht mehr nur für meine Schwächen. Ich fange an, mir ein paar Dinge weniger übelzunehmen, mich nicht nur zu verurteilen, sondern auch schon hin und wieder mal, wenn auch nicht gleich nach einer Entschuldigung für früheres Verhalten, so doch wenigstens nach einer Erklärung zu suchen. Und ich beginne zu spüren, daß mir diese Toleranz mit mir selbst nicht nur guttut, sondern daß ich sie dringend brauche.

Wenn ich so mit Rocco meine Spaziergänge durch die Felder mache, bin ich voll von echtem Glücksgefühl darüber, nicht mehr zu trinken, und ich weiß, daß ich diesen Neubeginn ein ganz klein wenig sogar unserem Hund verdanke oder jedenfalls dem Umstand, daß er bei uns lebt.

Heute abend ruft Pierre nicht an. Früher hätte ich mir Sorgen gemacht, jetzt bin ich bestenfalls ein bißchen sauer. Wahrscheinlich wird es irgendwo spät, und er meldet sich morgen in jedem Fall. Inzwischen muß er ja auch nicht mehr die tägliche Sorge haben, daß seine Frau wieder Mist bauen könnte. Zu meinen neuen Vorsätzen gehört es nämlich auch, uns gegenseitig ein bißchen mehr Freiraum zu schaffen. Nicht, daß wir ihn uns früher nicht gegönnt oder uns vielleicht gar mißtraut hätten, nein, er scheint uns gar nicht gefehlt zu haben. Immer wieder habe ich mein kleines Lebensschiff steuerlos in Pierres Kielwasser treiben lassen.

Einiges werde ich ändern müssen, und ich habe große Lust dazu. Ein wenig Furcht beschleicht mich immer, wenn ich an Pierres Heimkehr denke. Sicher freue ich mich auf ihn, aber ich fürchte mich auch vor der ewigen Flasche Wein und dem allgegenwärtigen Bier...

Pierre

Als Dieter in meine Stammkneipe kommt, habe ich gerade mein obligatorisches Steak verputzt. Mit Dieter habe ich über Helen gesprochen. Er weiß als einziger außer Peter ganz genau Bescheid über ihr Alkoholproblem. Mit einem doppelten Whisky setzt er sich zu mir an den Tisch und erkundigt sich, wie es Helen geht.

»Prima, ganz ausgezeichnet, soweit ich das telefonisch beurteilen kann«, antworte ich ihm. Dieter hat Lust auf eine richtige Sause: »Ich kenn' hier in Schwabing 'ne Kneipe, in der heute abend gejamt wird, komm doch mit«, fordert er mich auf. Klingt nicht übel. Ich habe diese Theken-Abende ohnehin längst satt. Wenn ich ehrlich bin, weiß ich nicht ganz genau, warum ich ausgerechnet Dieter von meinen Sorgen mit Helen erzählt habe. Sicher, ich kenne ihn lange, er hat vor vielen Jahren bei mir Regieassistenz gemacht, wir sind wirkliche Freunde. Ich weiß aber auch, daß Dieter mehr trinkt, als ihm guttut.

Früher habe ich mir kaum jemals Gedanken darüber gemacht, aber seit ich durch Helen über den Alkoholismus mehr weiß, als man das so landläufig tut, habe ich meine ›Trinkerunschuld‹ verloren und betrachte Dieter mit anderen Augen.

Wir ziehen erst durch ein paar Kneipen, vor zweiundzwanzig Uhr drehen die Jungs ja doch nicht auf, und wärmen uns mit ein paar Calvados an. Dieter, der Frauen fast so lebensnotwendig findet wie einen ordentlichen Drink, entdeckt schon bald zwei modische Käfer, die ihn mit großem Hallo begrüßen. Von irgendwoher kennt man sich doch, keiner weiß mehr so genau, wann oder wo man sich schon mal über den Weg lief, aber was spielt das schon für eine Rolle. Gegen dreiundzwanzig Uhr landen wir schließlich in dem Jazzkeller mitten in Schwabing. Der ganze Laden swingt, und Dieter und ich widmen uns in bester Stimmung verschärft der weiteren Vernichtung von Calvados. Einiges scheint mein Freund schon vorgelegt zu haben, denn seine Aussprache klingt bereits ziemlich verwaschen, während ich mich noch topfit fühle. Vielleicht sorgt auch das Steak für meine Kondition. Die jungen Damen haben sich längst aufmerksameren Herren zugewandt, denn Dieter interessiert sich von einem bestimmten Alkoholpegel an nicht mehr zielstrebig genug für das andere Geschlecht. Immer wieder versichert er mir, wie gern er mich hat: »Ich habe nur zwei wirkliche Freunde, Pierre, und einer davon bist du. Weißt du noch, damals in Paris, wie wir auf Pigalle versackt sind und du mich ins Bett bringen mußtest! Junge, Junge, das war stark.« Er legt mir, zum ich-weiß-nicht-wievielten Male, seinen Arm um den Hals. »Der Regisseur muß seinen besoffenen Assistenten ins Bett bringen, weißt du noch? Aber ich war pünktlich am Motiv, stimmt's!«

Und ob ich das noch weiß. Dieter sorgt schon dafür, daß ich es niemals vergesse, denn er begeistert sich bei jedem Treffen wieder an dieser Erinnerung. Gut, daß Helen nicht dabei ist, denke ich amüsiert, sie kann diese Story nämlich schon singen, so oft hat sie sie gehört. Dieter trinkt mit beängstigender Konsequenz weiter und hält sich bereits nur noch unsicher auf den Beinen.

Meinen Vorschlag, auch mal irgendwann schlafen zu gehen, findet er absolut indiskutabel. »Wann bist du schon mal in München? Wann hat man schon mal einen richtigen Freund an seiner Seite? Ist doch alles Scheiße, schlafen gehen, völlig absurd – (das Wort macht ihm Schwierigkeiten) –, wir fangen doch gerade erst an, Junge.«

Ich mag ihn jetzt auch nicht allein seinem Schicksal, das wohl aus vielen weiteren Calvados bestehen würde, überlassen. Mit Mühe kann ich ihn wenigstens aus dem Jazzkeller zerren, denn seine Stimme hat beträchtlich gelitten, und er hat keine Chance mehr, gegen das Saxophon anzukommen. Und so bleibe ich tapfer an seiner Seite: Je mehr ich spüre, daß auch mein Kopf nicht unbeeindruckt bleibt, um so klarer ist es, daß ich einen Freund nicht allein lassen werde in den Gefahren einer solchen Schwabinger Nacht.

Gegen vier Uhr früh steuern wir auf mein Hotel zu, Dieter hat sich endlich bereit erklärt, für ein paar Stunden die Augen zuzumachen. »Dafür machen wir morgen früh ein Sektfrühstück, Pierre«, verspricht er mir und rülpst. Na, wir werden sehen. Er legt sich mit einer Flasche Mineralwasser bewaffnet auf die Couch in meinem Appartement und schläft auf der Stelle ein. Ich bin alles andere als nüchtern und falle ebenfalls todmüde in mein Bett. Wenn Helen uns sehen könnte, fährt es mir durch den Kopf, und dann fällt mir ein, daß ich sie gestern abend gar nicht angerufen habe.

Kurz beschäftigt mich noch die Frage, ob Dieter wohl auch alkoholabhängig ist, aber ich schlafe schnell darüber ein.

Irgendwann wache ich auf, weil jemand in meinem Zimmer laut flucht: »Elender Mist, ich bin ja vollkommen naß, ist ja widerlich«, schimpft eine Stimme. Dieter fällt mir ein. Ich mache Licht und sehe zu meinem Freund hinüber, der sich gerade aus seinen Hosen schält und auf wackligen Beinen ins Bad geht. Mein Kopf schmerzt, und ich habe Durst. Und jetzt erinnere ich mich an die Wasserflasche, die Dieter unbedingt haben wollte. Richtig, da liegt sie halb ausgelaufen auf der Couch, und Dieter denkt wahrscheinlich, daß er selbst diesen See angelegt hat. Als er aus dem Bad zurückkommt und mich mit verlegenem Grinsen ansieht, erkläre ich ihm das Mißgeschick, und vor Erleichterung will er sich kaputtlachen. Gegen neun ist er schon wieder munter – eine Bombenkondition hat dieser Bursche –, und da heute Samstag ist, lasse ich mich tatsächlich von ihm überreden, mit ihm zu frühstücken.

Während ich auf meine Eier mit Speck warte und meinen Kaffee schlürfe, trinkt Dieter gegen den ersten Durst bereits Sekt in großen Zügen. »Muß mich regenerieren, alter Junge«, meint er aufgeräumt nach dem ersten Glas, »und da ist so ein

Gläschen das beste Mittel.« Während Dieter noch überlegt, wem aus seinem Damenflor er heute die Ehre geben könnte, rufe ich Helen an.

»Mit Dieter bist du zusammen«, meint sie nur, »dann paß gut auf dich auf. Trotzdem viel Spaß.«

Da sie gar nicht nach dem gestrigen Abend fragt, sage auch ich nichts. Ich habe kein ganz reines Gewissen. Ausgerechnet der Mann, dem ich von Helens Alkoholproblem erzählt habe, scheint selbst eines zu haben. Von meiner Unbefangenheit in Sachen ›Ein gutes Glas unter Männern‹ habe ich einiges verloren, denke ich ein wenig betrübt.

Helen

Heute abend mache ich zum erstenmal den Mund auf in der Gruppe und spreche über meine Sorgen im Zusammenhang mit Pierres Rückkehr. Ich bin jetzt fast zehn Wochen allein. In etwa vierzehn Tagen erwarte ich meinen Mann zurück. Gemeinsam mit Pierre wird auch der tägliche Alkohol ins Haus zurückkehren, und das macht mir zu schaffen. Deshalb ist meine Freude auf Pierre nicht so ganz ungetrübt. Dazu kommt, daß ich in den Wochen des Alleinseins einen gewissen Egoismus entwickelt habe. Plötzlich habe ich entdeckt, wie schön es sein kann, wenn man für sich selbst mal zur wichtigsten Person wird. Sogar Rocco, der sich normalerweise spielend gegen mich durchsetzt, steckt neuerdings schon mal etwas zurück.

Viele geben mir an diesem Abend gute Ratschläge.

»Sofort eine Abmachung treffen, daß dein Mann nicht in deiner Gegenwart trinkt«, schlägt eine junge Frau vor, die noch gar nicht lange aus einer Halbjahres-Therapie zurück ist.

»Alles wegschließen lassen, du darfst gar nicht erst drankommen an das Gift«, meint jemand anders.

»Also, ich könnte einen trinkenden Partner neben mir einfach nicht mehr ertragen«, sagt eine dritte nachdrücklich. »Jeder kann von mir aus saufen, aber ein Partner, der nach Alkohol riecht, mit mir nicht mehr!«

»Es ist ja nicht so, daß du dich sofort auf die erste Flasche stürzt, die dir unter die Augen kommt«, meint Ellen, als sie mich wieder in ihrem Wagen mit nach Hause nimmt, »aber du mußt bedenken, nicht jeder Tag ist gleich. In jeder Ehe gibt es Spannungen oder auch Streit, und hier liegt die Gefahr. Du könntest in Wut oder Ärger zum Glas greifen, vielleicht sogar gleich zur Flasche. Das Zeug ist einfach zu gefährlich nah, das ist der Haken. Wir Alkoholiker ertragen den alltäglichen Trott eben schwerer als andere. Für uns soll jeder Tag wenigstens seinen kleinen Höhepunkt haben. Und außerdem hilft ein volles Glas so wunderbar dabei, zu träumen. Und unsere Träume lassen uns immer wieder mühelos oft längst nötige Konsequenzen aufschieben. Manchmal denke ich, wir Alkoholabhängigen sind Menschen, die selbstgesteckte Ziele nicht erreicht haben und sie immer wieder auf alkoholischen Schwingen anfliegen, um jedesmal abzustürzen.«

Sie lacht und zündet sich eine Zigarette an. Wir sind vor unserem Haus angekommen und bleiben noch eine Weile im Wagen sitzen. Ich versuche, Ellen zu erklären, warum mir so viel daran liegt, daß Pierre zu Hause so weiterleben kann, wie er es gewohnt ist. »Sieh mal, Ellen, mein Mann arbeitet doch sehr viel zu Hause. Er verbringt oft Stunden in seinem Arbeitszimmer an der Schreibmaschine. Ich kann ihm doch nicht verbieten, dabei mal ein Glas Wein oder auch ein Bier zu trinken. Das ist doch einfach undenkbar. Er gehört nun einmal nicht zu den Männern, die allein in Kneipen gehen, wenn sie auch zu Hause trinken können. Ihm liegt nicht viel an Kneipenrunden. Selbst wenn er mal an einer Bar steht, träumt er meistens nur vor sich hin.«

Ellen versteht das sehr gut, aber sie meint, ich solle dann wenigstens sämtliche Flaschen in seinem Arbeitszimmer unterbringen, und nicht mehr ich, sondern er selbst habe für den nötigen Nachschub zu sorgen. »Glaub mir«, sagt sie ernsthaft, »es ist noch viel zu früh für dich, unbefangen damit umzugehen. Du sagst doch selbst, daß du noch vom Trinken träumst, zumindest manchmal noch, und daß du auch immer wieder diese Idee hast, daß du eigentlich ja doch kontrolliert trinken kannst. Ich habe jedenfalls weder meinem Mann noch meinem Sohn im ersten Jahr erlaubt, in meiner Gegenwart zu trinken. Mir hat allein der Anblick von Flaschen schon Angst gemacht in der ersten Zeit.«

Ich weiß genau, daß jeder Ratschlag heute abend gut gemeint

war, und beschließe, im Moment noch gar nichts zu beschließen, sondern die Dinge auf mich zukommen zu lassen und über all das offen mit Pierre zu sprechen.

Ich bin noch gar nicht wieder lange zu Hause, als Pierre anruft und mir erzählt, daß er neulich abend einen Zug durch Schwabing gemacht hat – mit Dieter natürlich. So etwas hatte ich mir längst gedacht. Er macht sich Sorgen um Dieter, findet sein Trinkverhalten beunruhigend und will von mir wissen, ob Dieter alkoholabhängig ist. Dazu kann ich nichts sagen. Ich weiß, daß jeder nur für sich selbst entscheiden kann, ob er abhängig ist oder nicht. Und ich weiß auch, daß mir jede noch so wild konstruierte Erklärung recht war, um meine aufkommende Selbsterkenntnis noch eine Weile zu verschleiern.

Wie jedesmal nach einem Meeting liege ich lange wach. Eigentlich habe ich es aufgegeben, ergründen zu wollen, warum ich abhängig geworden bin. Ich fange an, es zu akzeptieren wie eine mathematische Formel, die ich auch nicht unbedingt erklären kann. Ich trank weniger als die meisten anderen in meinem Bekanntenkreis, weniger als meine drei Ehemänner, aber nicht die anderen, sondern mich hat es erwischt. Wollte ich anfänglich noch meine Kindheit aufarbeiten, weil ich es wahrscheinlich tröstlich gefunden hätte, mich hinter den möglichen Erziehungsfehlern einer dominierenden Mutter oder der eventuellen Kälte eines egoistischen Vaters verstecken zu können, so habe ich diese Erklärungsversuche inzwischen aufgegeben. Ist es wirklich heute noch wichtig, ob meine Eltern Fehler gemacht haben? Inzwischen bin ich Mutter von erwachsenen Kindern, und auch ich habe meine Fehler gemacht. Ist nicht jede Generation bis zu einem gewissen Grad Opfer der Eltern?

Ich lebe heute und habe jetzt zu akzeptieren, daß schon ein einziger Schluck mich in einen fürchterlichen, sich verselbständigenden Kreislauf stürzen kann. Was würde man mir in einer Therapie zusätzlich an Erkenntnissen vermitteln können? Ich weiß heute, daß es keinen, aber auch gar keinen Grund gibt für mich, um zu trinken.

Sicher, der alte Trotz hebt immer wieder noch mal seinen Kopf, aber die Zwiegespräche finden schon viel seltener statt. Ich weiß heute, daß ich, wenn ich mich für das Trinken entscheide, mich gegen mein eigenes Leben entscheide. Im Moment habe ich nicht das geringste Bedürfnis mehr nach einem Therapieplatz. Rückblickend habe ich Mitgefühl mit dieser verstörten, hektischen, sich selbst mißtrauenden Frau, die ich vor zehn Wochen noch war. Nicht, daß ich zum Therapiegegner geworden wäre, im Gegenteil, diese Möglichkeit lasse ich mir nach wie vor offen, aber ohne Aufgeregtheit. Ich habe begriffen, daß ich nicht nur von Schlaftabletten und Alkohol abhängig bin, sondern daß auch meine Anhänglichkeit an Pierre etwas mit Abhängigkeit zu tun hatte. Jeden Tag lerne ich ein Stück Verantwortung mehr für mich zu übernehmen, und ich empfinde es heute als positive Herausforderung. Irgendwann möchte ich ausprobieren, wie weit ich wieder belastbar bin, herausfinden, ob ich wenigstens einen Teil meiner ungesunden Lebensangst schon überwunden habe.

Auch damals nach Martins Weggang und der Zeit meiner tiefen Ratlosigkeit ging es irgendwann wieder aufwärts. Der Versuch, meine Pulsader zu öffnen, wurde von Pierre scheinbar sehr schnell und von mir selbst nach einiger Zeit als das erkannt, was es eigentlich gewesen war: als Hilferuf.

Pierre nahm jetzt jede auch noch so kleine Möglichkeit zur Arbeit an. Wichtig war allein, daß wir in Bewegung blieben. Das heißt, ich war damals noch immer nicht in Bewegung, ich beschränkte mich aufs Zuschauen.

Heimisch geworden bin ich in München niemals, ich gab der Stadt auch gar keine Chance, mir zu gefallen. Und dann kam endlich wieder Aufwind in unser Leben. Pierre bekam einen langfristigen Vertrag für eine weltweite Fernsehserie. Er ging auf berufliche Reisen, und ich nutzte die Zeit, meine Kinder und meine Eltern ausführlich zu besuchen, und verbrachte viele Wochen in Norddeutschland. Da Pierres Vertrag auch das Schreiben der Drehbücher einschloß, war ich dankbar, mit ihm gemeinsam daran arbeiten zu können. Wir wohnten während der langen Endfertigungszeit in Köln und fühlten uns sehr wohl in dieser lebhaften Stadt. Für Pierre war es nicht weit nach Brüssel oder Paris – ich war schnell in der Heide oder auch in Hamburg. Also entschlossen wir uns eines Tages, wieder einen Umzug zu riskieren, diesmal in die Domstadt.

Wir hatten in Köln zwei harmonische, zufriedene Jahre verlebt. Von München und unserer Wohnung hatte ich in der Zeit nur sehr wenig gesehen. Mir war aufgefallen, daß ich jedesmal, wenn wir für kurze Zeit in unser Münchner Heim fuhren, schon im Auto bedrückt und voll negativer Vorahnungen war. Ich hätte nicht erklären können, warum das so war, aber es beunruhigte mich. München ließ ich darum auch mit Begeisterung hinter mir und teilte Pierres Optimismus in unsere Zukunft.

In dieser Zeit der gemeinsamen Arbeit und Zufriedenheit trank ich regelmäßig Alkohol. Keine großen Mengen – es waren die allgemein üblichen abendlichen Entspannungsriten. Aber mein Trinkverhalten änderte sich langsam. Ich erinnere mich gut, daß ich hin und wieder das Gefühl hatte, meinen Alkoholkonsum nicht mehr hundertprozentig im Griff zu haben, aber es beunruhigte mich noch nicht grundsätzlich. Manchmal stellte ich jetzt am nächsten Morgen fest, daß ich mehr getrunken haben mußte, als mir in Erinnerung war. Mir fehlten immer öfter ein paar Stunden, oder ich schlief einfach übergangslos ein. Ich beruhigte mich damit, daß anderen diese Dinge auch passierten, und nahm mir vor, mich mehr zusammenzunehmen. Noch immer fiel ich nicht richtig aus dem Rahmen, denn ich ging dazu über, in der Öffentlichkeit oder in wichtiger Gesellschaft nicht mehr zu trinken. Ich fürchtete einfach, mal zuviel zu erwischen, aufzufallen, plötzlich sinnlos in mich hineinzuschütten, denn ich hatte bemerkt, daß mich manchmal fast ein Zwang zum Weitertrinken überkam. Das machte mir schon Sorgen. Ich hielt mich für willensschwach und labil und nahm mir fest vor, mein Trinken absolut unter Kontrolle zu bekommen. Entsprechend übte ich, vor allem wenn ich allein war, meinen Willen zu trainieren und nach dem ersten Glas aufzuhören – anfänglich noch mit recht gutem Erfolg.

In Köln begann entgegen aller Voraussicht wieder einmal eine Zeit des Wartens und Sparens, wie es, hoffentlich nicht so eindrucksvoll, die meisten Freiberuflichen kennen. Anfangs nahmen wir das mit großer Gelassenheit hin, wir hatten Übung in dieser Disziplin. Aber als sich dann nach einem Dreivierteljahr immer noch nichts tat und wir langsam unseren heimlichen Traum, ein Häuschen in den Ardennen, auf den täglichen Tisch bringen mußten, stieg mit unseren Sorgen auch unser Alkoholkonsum. Ein klein wenig Licht am Horizont braucht der Mensch schließlich. Heute weiß ich, daß ich längst abhängig gewesen bin, wahrscheinlich bereits seit meinem Schlaftablettenentzug, aber wirklich auffällig wurde ich erst jetzt. Hatte Pierre abends mal zuviel getrunken, schlief er einfach etwas länger am nächsten Morgen. Ich dagegen wachte spätestens gegen fünf Uhr auf, fand keine Ruhe mehr, lief in der Wohnung auf und ab und hatte das massiv, was ich abends so zielstrebig bekämpft hatte: nämlich Sorgen.

Manchmal konnte ich mich nur mit einem Morgenbier so weit beruhigen, daß ich wenigstens dann noch ein Stündchen Ruhe fand und mich tagsüber nicht allzu schlecht fühlte. Jetzt ging ich auch dazu über, regelmäßig Magenschnäpschen zu kaufen in den praktischen kleinen Dreierpackungen. Sie waren viel wirksamer als Bier, füllten den Magen nicht so auf und wärmten gleichzeitig so angenehm durch. Es kam immer häufiger vor, daß ich morgens leere Schnapsfläschchen fand und gar nicht wußte, daß ich sie geleert hatte. Pierre und ich gingen im angetrunkenen Zustand aufeinander los – wir stritten grundlos oder vielmehr, wir stritten, weil wir uns überflüssig und unausgefüllt fühlten.

Ich erinnere mich sehr gut an den Morgen, als ich, kaum richtig wach, schon über der Kloschüssel hing und immer wieder vom Brechreiz geschüttelt wurde. Im ganzen Haus war nicht mehr ein einziger Schluck Bier. Was tun? Ich erinnerte mich, daß ganz in der Nähe auf einem Hinterhof ein Kiosk betrieben wurde. Bestimmt machten die schon ganz früh auf. Ich brachte mein Gesicht in Ordnung und lief so lange auf und ab, bis es endlich acht Uhr war. Dies Gefühl der Erleichterung, das mich überkam, als ich dort meine Dosen Bier und meine Magenschnäpse in Empfang nahm, bleibt mir unvergeßlich.

Schon im Fahrstuhl öffnete ich mit unsicheren, fliegenden Fingern eines der Magenschnapsfläschchen und ließ die ätzende braune Flüssigkeit über meine Zunge rinnen. Ekelhaft, aber nützlich. Überhaupt habe ich Alkohol bis auf Pernod, den ich verdünnt wirklich mag, niemals wegen seines Geschmacks getrunken, immer nur wegen der Wirkung.

Im Grunde wußte ich damals schon, was mit mir los war. In meiner Situation gehörte schon eine Portion Aufwand dazu, sich noch etwas vorzumachen, aber ich schaffte es noch fast ein Jahr. Diese Art Hartnäckigkeit scheint uns Alkoholiker ja auszuzeichnen. Wir verzichten erst einmal auf alles andere, bis wir endlich vor unserem Stoff kapitulieren. Soviel war mir klar, es mußte etwas geschehen. Ich mußte wieder eine Aufgabe haben. Irgendeinen Job annehmen konnte ich nicht. Ich traute mir nichts, wirklich gar nichts mehr zu. Vielleicht hätte ich putzen gehen können, aber davor schreckte ich natürlich zurück. (Heute würde ich putzen gehen, wenn es sein müßte, und lieber die Flasche stehenlassen.) Ich hatte eine wesentlich komfortablere Idee: ein Hund mußte her. Ein Hund würde uns positiv beeinflussen, wir würden endlich aus unserer selbstmitleidigen Nabelschau erwachen und hätten eine kleine alltägliche Pflicht. Pierre wehrte sich eine Weile gegen diesen Vorschlag, aber auch er sah ein, daß etwas geschehen mußte. Vor allem meinetwegen, denn ihm war natürlich aufgefallen, daß mein Verhältnis zum Alkohol alles andere als normal war.

Ich bekam meinen Hund. Wir fanden Rocco in einem Tierheim, und schon nach zwei Wochen hätten wir beide ihn nicht wieder hergegeben. Selbstverständlich bestimmte Rocco jetzt meinen Tagesablauf, und das bedeutete, daß ich jeden Morgen etwa gegen acht mit ihm den ersten Rundgang machen mußte. Spätestens dann setzte unser neues Familienmitglied ganz energisch seinen Willen durch und zerrte mich hinter sich her ins Freie. Ich hatte keine Gelegenheit in kritischen Katersituationen, mich nach einem schnellen Morgenbier noch einmal hinzulegen, erst einmal forderte unser Hund sein Recht. Und da ich ihn unbedingt hatte haben wollen, war die erste Bedingung gewesen, daß grundsätzlich ich für den Morgenspaziergang zuständig sein würde.

Natürlich kam der Morgen, an dem es mir so schlecht ging, daß ich nicht ohne Stoff auf die Straße gehen konnte. Wir hatten unsere abendliche Beschäftigung ja nicht aufgegeben. Den Inhalt der ersten Dose Bier spuckte ich sofort in hohem Bogen wieder ins Klo. Das zweite Bier, das ich trank, behielt ich bei mir, weil ich mich, mit dem ungeduldig winselnden Rocco zu Füßen, für einen Moment auf eine Stuhlkante setzte, tief ein- und ausatmete, mich nicht bewegte und abwartete. Wenn ich die ersten Anzeichen der wohltuend beruhigenden Wirkung spürte, die Wärme zögernd in mir hochkam, machten wir unseren Spaziergang. Und weil mir das eine Bier so gut getan hatte, trank ich später noch ein zweites und ein drittes. Wie viele es dann noch wurden, weiß ich nicht, denn ich rutschte, ohne es zu merken, in einen Zustand der Trunkenheit, der sich in den folgenden zwei Tagen kontinuierlich steigerte.

Wie ich es immer wieder schaffte, Nachschub zu besorgen, ist mir selbst schleierhaft. Ich erinnere mich nur, daß ich in der Wohnung überall Bierdosen und Schnapsfläschchen versteckt hatte. Ich kann mich vage erinnern, daß Pierre morgens tobte vor Wut und sich weigerte, mir den Hund abzunehmen: »Dein Saufen noch unterstützen! Ich bin doch nicht wahnsinnig!« schrie er, und so setzte ich mich an beiden Morgen wieder unter Strom, um Rocco, der mich nicht aus den Augen ließ, auf seinen geliebten Acker zu bringen. Am dritten Tag konnte ich nicht mehr trinken und mich nicht mehr auf den Beinen halten, weil ich nicht mehr trinken konnte. Es war einfach grauenhaft.

Ich schwor, niemals mehr etwas von diesem Gift anzufassen, und brach den Schwur noch fünf- oder sechsmal in dem Jahr.

Noch jetzt überkommt mich Scham, wenn ich an die Frau im Kiosk denke, die mir meine Rationen wortlos mit steinernem Gesicht über ihren kleinen Tresen reichte. Ich bin sicher, sie hat meine Hände zittern sehen, und ich bin auch sicher, daß sie mich zum Kotzen fand. Das tat ich selbst auch, aber mein tückischer Freund war stärker geworden als ich: Ich konnte ihn nicht mehr handhaben.

Das zweitemal rutschte ich in dieses exzessive Trinken, als es einen Grund zum Feiern gab. Pierre hatte mit einer großen Produktionsfirma einen Serienvertrag abgeschlossen, und uns war ganz einfach nach Feiern. Es gab einen Aperitif – für mich allerdings schnell einen heimlichen zweiten –, Schnecken und anschließend Steaks mit Salat. Selbstverständlich tranken wir ein Glas Rotwein dazu, und Pierre hatte sich eine Flasche Calvados gegönnt. Ich glaube, daß wir den Abend zumindest während der ersten Stunde genossen haben. An den Rest erinnere ich mich nicht. Ich wurde morgens wach, weil nicht nur Rocco, sondern auch Pierre neben mir stand. Der Hund mußte ihm wohl gemeldet haben, daß etwas nicht in Ordnung sei. Pierre beugte sich über mich und hielt die Flasche Calvados in der Hand. Sie war fast leer. Ich lag nicht in meinem Bett, sondern auf der Couch im Wohnzimmer. Ich sah meinen Mann an, dessen Gesichtsausdruck zwischen Wut und Sorge um mich schwankte. Ich fühlte mich hundeelend und versuchte fieberhaft, meine Gedanken zu ordnen. Es gelang mir nicht, aber Pierres Gesicht zeigte mir deutlich, daß *ich* diese Flasche geleert haben mußte. Und jetzt dämmerte mir bruchstückhaft, daß ich in der Nacht – oder war es schon gegen Morgen gewesen? – nicht mehr schlafen konnte und nur einen ganz kleinen Schluck aus der Flasche hatte nehmen wollen. Ich weiß wieder, daß ich mich in den großen hellen Ohrensessel gesetzt und die Flasche neben mich auf den Fußboden gestellt hatte. Ich mußte immer weitergetrunken haben, denn in der Flasche war so gut wie nichts mehr drin. Es machte mir Angst – ich konnte mich einfach nicht darauf besinnen.

An diesem Morgen nahm Pierre mir den Hund ab. Es war

ganz offensichtlich, daß ich nicht in der Lage war, geradeaus zu gehen. Als er wieder zurückkam, waren meine Angstzustände so groß, daß ich ihn anflehte, Dr. Kurz zu rufen. Er versuchte, mir das auszureden, aber ich war derartig in Panik, daß er einsah, daß ich ohne ärztliche Hilfe nicht ruhigzustellen war. Dr. Kurz kam damals tatsächlich zu mir nach Hause. Ich lag hellwach und angstgeschüttelt im Bett. Ich hatte mir inzwischen tatsächlich erfolgreich eingeredet, daß ich einen Nervenzusammenbruch gehabt hätte und die Flasche in einem Anfall von geistiger Umnachtung ausgetrunken haben mußte. Anscheinend zog ich es sogar vor, geistesgestört, statt alkoholabhängig zu sein. Dr. Kurz, dem ich erzählte, daß ich fast eine dreiviertel Flasche hochprozentigen Schnaps getrunken hatte, sah mich strafend und, wie ich fand, auch etwas verächtlich an und gab mir dann ein Beruhigungsmittel, das so stark war, daß ich nicht nur bedeutend ruhiger wurde, sondern fast k.o. ging.

Damals schützte mich meine Unwissenheit noch vor der klaren Erkenntnis meines Zustands, heute weiß ich, daß man Distraneurin – und das war es, was unser Arzt mir gegeben hatte – bei starken körperlichen Entzugserscheinungen gibt.

Warum ich schon nach sechs oder sieben Wochen in die nächste Saufphase schlidderte, weiß ich nicht einmal mehr. Ich glaube, Pierre und ich hatten Streit gehabt. Nichts Besonderes, sonst würde ich mich erinnern. Aber ich war mit Rocco in meinem Ärger zu einer Freundin gegangen und entschloß mich, bei ihr zu übernachten. Wir saßen die halbe Nacht auf, tranken Wein und ordneten die Welt ein bißchen neu. Am nächsten Morgen wollte ich wieder nach Hause gehen. Ich fühlte mich schwach und müde und hatte Angst, daß Pierre noch im Haus und der Streit eine Fortsetzung finden könnte, da ich, ohne mich zu melden, die Nacht über weggeblieben war. Was lag näher, als mir mit drei klaren Schnäpsen Mut zu machen? Ich wollte mir wirklich nur ein wenig Mut machen, mich ruhiger fühlen – und wachte in einem Krankenhaus wieder auf. Man wollte mich unbedingt dort behalten, angeblich waren meine Blutzuckerwerte nicht in Ordnung, selbstverständlich einmal ganz davon abgesehen, daß ich schon am frühen Morgen ganz offensichtlich Alkohol getrunken hatte. Der junge Arzt fand die Menge zwar nicht beunruhigend, aber immerhin. »Alkohol ist doch keine Lösung«, meinte er freundlich. »Jetzt bleiben Sie erst einmal bei uns, und wir kümmern uns um Ihre Zuckerwerte. Ihre Freundin wird Ihren Hund versorgen, soll ich Ihnen ausrichten. Sie sollten jetzt am besten Ihren Mann anrufen und alles andere uns überlassen.«

Ich wartete einen günstigen Augenblick ab, überzeugte mich, daß weit und breit kein Pflegepersonal zu sehen war, raffte meine paar Sachen zusammen und verschwand. Bevor ich mir ein Taxi nahm, kaufte ich mir erst einmal drei Dosen Bier und meine in solchen Fällen übliche Packung Magenschnäpse. Bei dem Taxichauffeur entschuldigte ich mich, ich müsse etwas auf meinen Schreck trinken, ich sei nämlich aus der Klinik einfach weggelaufen. Er gratulierte mir zu meiner Courage und wünschte mir gute Gesundheit, als ich während der Heimfahrt in seinem Wagen eine Dose Bier leerte.

Zu Hause hielt ich mich noch genau drei Tage auf den Beinen mit Hilfe meines bewährten Aufputschmittels. Manchmal habe ich darüber nachgedacht, was wohl geworden wäre, wenn ich damals in dem Krankenhaus geblieben wäre. Wären mir meine letzten beiden Niederlagen erspart geblieben? Ich glaube nicht. Heute weiß ich, daß der Alkoholkranke sich mit Händen und Füßen gegen alles wehrt, was ihm seinen Zustand klarmachen könnte. Es ist tragisch, aber typisch für den Alkoholkranken, daß niemand ihm helfen kann, solange er nicht selbst vor seinem Suchtmittel kapituliert hat. Als mir bei meinem nächsten Trinkanfall der Führerschein abgenommen worden war, ging ich zu den AA, aber selbst dann brauchte ich noch einen Rückfall, die vier oder fünf grauenhaften Tage in unserem Münchner Hotelappartement. Besonders schwer akzeptierte ich meine Abhängigkeit, weil ich zwischendurch immer wieder kontrolliert trinken konnte. Ich konnte durchaus einen ganzen Abend bei einem Glas Bier oder Wein sitzen, konnte auch ohne Schwierigkeiten eine ganze Nacht lang mit angetrunkenen

Freunden verbringen. Ich hatte nicht genügend Informationen über Alkoholismus, aber ich bin überzeugt, daß, wenn ich sie gehabt hätte, ich sie für mich manipuliert hätte, um der Wahrheit nicht ins Gesicht sehen zu müssen.

Wenn mich heute jemand fragen würde, warum es so schwer ist, Alkoholabhängigkeit zu akzeptieren, müßte ich immer noch antworten: Fragt mich etwas Leichteres, ich weiß es nicht.

Pierre

In zehn Tagen geht es endlich nach Hause, und es gibt wieder jemanden, der sich um mein leibliches und seelisches Wohl kümmert. Ich freue mich auf Helen, die sich wunderbar hält und die fest entschlossen ist, gesund zu bleiben. Langsam glaube ich daran, daß sie es auch allein schafft. Ich habe mir vorgenommen, auch weniger zu trinken, ich muß ihr ja nicht dauernd mit schlechtem Beispiel vorangehen. Vielleicht trinke ich auch irgendwann überhaupt nicht mehr, wer weiß? Wenn ich so an Dieter denke, scheint es mir empfehlenswert, sich darüber ein paar ernsthafte Gedanken zu machen.

Er hat neulich nach unserer feuchtfröhlichen Nacht, genau wie Helen früher, noch drei Tage drangehängt. Wenn das kein alarmierendes Zeichen ist! Natürlich hat er eine ganz andere Konstitution als Helen, er bricht körperlich nicht einfach zusammen oder bekommt solches Nervenflattern, daß er nicht mehr ohne alkoholische Hilfe auf die Straße gehen kann. Aber wie Helen neulich gemeint hat, spielt das auch gar keine entscheidende Rolle. Genau wie es Alkoholabhängige gibt, die monatelang nicht trinken, gibt es Abhängige, die keinerlei körperliche Entzugserscheinungen haben. Abhängig werden kann grundsätzlich jeder, der regelmäßig Alkohol trinkt, unabhängig von der Menge oder auch von seinem Alter – also auch ich. In meinen ehrlichen Momenten denke ich schon, daß ich eine Menge Glück gehabt habe. Mein Verdienst jedenfalls ist es nicht, daß ich nicht dran hängengeblieben bin.

In München ist heute morgen schon der erste Schnee gefallen. In wenigen Stunden wird er sich in eine schmutziggraue, klebrige Schicht verwandelt haben, aber dann habe ich Bayerns Hauptstadt bereits hinter mir gelassen. Die Strecke kommt mir heute gar nicht so lang vor, was sind schon sechshundert Kilometer, wenn man sich auf sein Zuhause freut?

Rocco tobt bei unserer Begrüßung. Ich kann Helen nicht einmal richtig in die Arme nehmen, weil er mir immer wieder mit ganzer Kraft in den Rücken springt. Wir gehen gemeinsam essen, und es ist für mich gar nichts Ungewohntes, daß Helen sich zum Essen ein Mineralwasser bestellt, das hat sie auch früher oft getan.

»Ich möchte dich bitten, in den ersten Monaten noch ein wenig Rücksicht auf mich zu nehmen, Pierre«, sagt Helen, als ich mir zum Kaffee einen Calvados bestelle.

»Hätte ich lieber nicht tun sollen? Ich mach' das sofort rückgängig«, biete ich ihr an. Aber das hat sie nicht gemeint, meinen Calvados soll ich hier ruhig trinken. Sie möchte nur keine hochprozentigen Sachen im Haus haben und bittet mich, jedenfalls fürs erste einmal, mich selbst um Wein und Bier für mich zu kümmern.

»Das hatte ich sowieso vor«, verspreche ich ihr, »das ist doch selbstverständlich.«

Inzwischen ist ein sehr zögernder Frühling ins Land gegangen, auf den Sommer darf man gespannt sein, aber er hat wenigstens vielversprechend angefangen. Helen hat sich verändert. Nicht so sehr äußerlich, denn der Alkohol hatte sie noch nicht gezeichnet, mehr in ihrer Art. Ich weiß nicht, woher sie all die Leute plötzlich kennt, aber ich stelle es immer wieder mit Erstaunen fest: Sie hat einen eigenen Bekanntenkreis. Da gibt es Ellen, mit der sie sich regelmäßig trifft, selbstverständlich auch immer noch Jürgen, der – wie ich inzwischen weiß – glücklich verheiratet ist, und noch einige andere, die sich immer wieder melden und die ich gar nicht alle kenne. Nicht alle sind aus ihrem ›Club‹, wie sie ihre AA-Gruppe nennt, sondern einige sind ›Hunde‹-Bekanntschaften.

»Im Grunde ist es so, als ob du kleine Kinder hast«, hat Helen neulich lachend gesagt, als sie beim Einkaufen mit einer ihrer Hundedamen in langatmiges Ratschen geraten war, »man hat immer ein gemeinsames Thema. Das hätte ich schon eher haben können, aber ich war so verbiestert und voller Schuldgefühle, daß ich niemanden an mich herangelassen habe.«

Sie nimmt seit einiger Zeit private Französisch-Stunden, wie sie es immer schon vorhatte. »Ein klares Rechenexempel«, hat sie gemeint, »früher hab' ich immer gemeint, mir diese Art Luxus nicht leisten zu können. In Wirklichkeit verbrauchte ich dasselbe Geld, um mir den Kopf zu vernebeln.«

Neulich hat sie mir erklärt, daß sie jetzt in eine Gymnastikgruppe gehen wird – oder war es sogar Bodybuilding? Und ein- bis zweimal in der Woche ist sie abends in einer AA-Gruppe. Wenn ich einmal ihre Hilfe für längere Zeit in Anspruch nehmen muß, geht das nur noch nach vorheriger Anmeldung, denn sie steht mir nicht mehr wie früher unbegrenzt zur Verfügung.

Zugegeben, anfangs hat mich das manches Mal ganz schön irritiert, ja, sogar einige Male wütend gemacht, aber ich lerne jeden Tag ein wenig besser, mit dieser neuen Helen, dieser neuen Form unseres Zusammenlebens umzugehen. Und es fängt an, mir zu gefallen.

Ich fürchte, daß ich immer noch zuviel trinke, obwohl es weniger geworden ist. Nicht etwa, weil Helen mir Vorschriften macht, sondern weil ich mich im angetrunkenen Zustand einer völlig nüchternen Helen gegenüber schon einige Male ziemlich dumm gefühlt habe. Und noch etwas Wichtiges ist mir klargeworden: Immer wieder habe ich mich isoliert, ich neige nun mal dazu. Schon in meiner Schulzeit hatte ich den Spitznamen ›Einsamer Wolf‹. Es ist wahr, was Helen oft gesagt hat, mir genügen meistens meine eigenen Träume. Aber ich fange an, zu begreifen, daß man sich neben mir wirklich manchmal einsam fühlen kann. Und ich weiß jetzt, daß es wichtig ist, daß Helen sich einen eigenen Kreis von Menschen sucht.

Mein eigenes Leben ist wieder um die Dimension ›Zukunft‹ reicher geworden, eine angstfreie Zukunft mit Helen.

Helen

»Nur nichts überstürzen«, mahnt Ellen immer wieder, »laß dir Zeit. Du kannst nicht dein falsches Verhalten von Jahren in Wochen oder Monaten wieder ausbügeln wollen. Auch Pierre braucht Zeit, sich umzustellen, sich an diese neue Frau zu gewöhnen, die mit ganz anderen Ansprüchen kommt.«

Ich weiß, daß sie recht hat. Jahrelang habe ich mich in Anpassung geübt – nicht etwa gezwungenermaßen, nein, aus Passivität, ohne es als richtige Belastung zu empfinden. Und wenn ich wirklich einmal aufmucken wollte, wenn ich mal Rechte für mich geltend machen wollte, kam meistens mein schlechtes Gewissen dazwischen. Denn natürlich hatte ich immer wieder irgendwann, besonders in den letzten beiden Jahren, zuviel getrunken und lief an den Tagen danach mit dem üblichen Katzenjammer, dem moralischen Kater, durch die Gegend.

Mit meiner mangelnden Geduld habe ich noch große Probleme. Immer wieder muß ich mich zur Ordnung rufen, weil ich vor Ungeduld oft richtig gehässig werde. Was erwarte ich denn alles von Pierre – er geht schließlich in keine Gruppe, will sich wie üblich allein zurechtfinden. Aber er schafft es auch, davon bin ich überzeugt. Natürlich sehe ich genau, wie er erst einmal schlucken muß, wenn ich ihn bitte, mir Französisch mal abzuhören, aber er macht es schließlich doch jedesmal. An meinen neuen Bekanntenkreis hat er sich schnell gewöhnt und singt große Loblieder auf AA. Allerdings möchte er selbst nichts mit ihnen zu tun haben, und ich respektiere das.

Mein Leben ist schöner geworden, weil ich freier bin. Natürlich nimmt niemand mir die täglichen Sorgen ab, aber ich fühle mich selbst stark genug, sie in Angriff zu nehmen. Für Pierre ist es heute, nach einem Jahr Nüchternheit, fast selbstverständlich, daß ich nicht trinke, es hat auch als Gesprächsthema seinen Stellenwert verloren. In den ersten Monaten tat es mir sehr gut, von ihm wegen meiner Standhaftigkeit mal gelobt zu werden, inzwischen brauche ich das nicht mehr, denn heute bleibe ich nüchtern, weil ich das Leben liebe und jeden Tag ein wenig besser lerne, mich selbst zu mögen.

Ich halte es für eine große Chance, Mitglied einer Selbsthilfegruppe zu sein, Leben trainieren zu können im Kreis von Menschen, die zumindest eine grundsätzliche Erfahrung gemeinsam haben. Man lernt, sich ein bißchen weniger wichtig zu nehmen, sich auf das richtige Maß zu bringen, dazu gehört für mich auch der Wunsch, andere Menschen nicht um jeden Preis überzeugen zu wollen. Es ist wirklich nicht so wichtig, ob andere mich klug oder bedeutend finden, mit dieser Erkenntnis lebt man seelisch viel gesünder. Immer ist es trotzdem nicht leicht: Viele meiner früheren Lebensprinzipien haben sich fast unausrottbar in mir festgesetzt, aber die Gruppe stutzt Wildwuchs schon zurecht. Ehrlichkeit gegen sich selbst gehört zum Nüchternbleiben – es ist die einzig wichtige Voraussetzung.

Die wenigen Freunde, die mein Problem kennen, haben aufgehört, sich vorsichtig nach meinem Befinden zu erkundigen. Alkohol wird als Thema im Zusammenhang mit mir langsam unaktuell. Es ist mir allerdings aufgefallen, daß die Angst vor Abhängigkeit in vielen Menschen steckt, denn beim Thema Alkohol geben sehr viele sofort unaufgefordert Erklärungen über ihr eigenes Trinkverhalten ab. Es geht den meisten so wie mir früher: Ein aufgeklärter Mensch weiß selbstverständlich, daß Alkoholismus eine Krankheit ist, bedauert auch seine Opfer, schließt Abhängigkeit für sich selbst aber vollständig aus. Ich bin nicht missionarisch geworden, vor diesem Extrem brauchte ich mich nicht zu hüten, es liegt mir einfach nicht. Darum kann ich Pierre auch problemlos weitertrinken lassen. Allerdings wird es immer weniger – ich weiß gar nicht, ob er selbst es überhaupt merkt.

Ich sehe Rita vor mir, die jetzt doch in ihre Langzeittherapie gegangen ist. Es ist übrigens ihre zweite, die erste hatte sie mir verschwiegen. Fast bezweifle ich, daß man ihr helfen kann, denn noch immer ist sie nicht bereit, auf die Möglichkeit, sich selbst zu manipulieren, zu verzichten. Unser letztes Gespräch hat es mir deutlich gezeigt, denn wieder einmal wollte sie von mir wissen, was mir eigentlich heute, ohne Stoff, das Leben noch verschönern könne?

Und wieder habe ich versucht, es ihr zu erklären: Ich bin heute wieder bereit, Gutes und Schlechtes als Teil meines Seins zu erleben, das eine wie das andere, ganz bewußt. Mir ist in diesem Jahr eine sehr liebe Freundin gestorben – ich habe es nüchtern ertragen: diese Art Schmerz kann man nicht zutrinken.

Heute sehe ich mit klaren Augen in mein Gesicht im Spiegel. Ich habe nichts mehr vor mir zu verbergen. Ich sehe mich, wie ich bin, und lerne sogar, mich nüchtern alt werden zu sehen. Und ich weiß, daß ich vor allem wieder das bin, was Jens mir einmal wütend an den Kopf geworfen hat: ein unverbesserlicher Optimist.

Fünf Millionen Betroffene

Wir sind ein Land von Trinkern: der Pro-Kopf-Verbrauch an Bier liegt bei 150 Litern pro Jahr (Kinder mitgerechnet). In der Bundesrepublik werden jährlich mehr als dreißig Millliarden Mark für Alkohol ausgegeben. Davon kassiert der Staat mehr als fünf Milliarden an Steuern. Das aber ist ein vergleichsweise geringer Betrag, gemessen an dem, was der Alkohol volkswirtschaftlich an Schaden anrichtet.

Statistische Erhebungen sprechen von 1,5 Millionen Alkoholkranken in der Bundesrepublik. Und für denjenigen, der bisher gemeint hat, nur Penner und Landstreicher seien Alkoholiker, der Hinweis, daß die Zahl der Nichtseßhaften irgendwo zwischen siebzig- und achtzigtausend liegt. Es müssen wohl noch einige andere gesellschaftliche Gruppierungen hinzukommen, um das Heerlager der Alkoholkranken aufzufüllen.

In der Tat zieht sich das Problem des Alkoholismus durch alle Schichten und Stände. Mit Besorgnis beobachten die Behörden, die das Gesamtproblem jahrelang völlig ignoriert haben, eine Zunahme des Alkoholismus in jüngster Zeit vor allem bei Frauen und Jugendlichen.

Doch zurück zur Statistik. Die deutsche Hauptstelle gegen die Suchtgefahren schätzt die Zahl der Alkoholkranken höher. »Mindestens *2 Millionen*«, heißt es in einer neueren Veröffentlichung dieser Stelle. Und wie so vieles in der Erforschung dieses Suchtphänomens erst im Anfang steckt, so dämmert vielerorts erst jetzt die

Erkenntnis, daß Alkoholismus eigentlich eine Familienkrankheit ist. Experten drücken das so aus: »Das soziale Umfeld ist mitbetroffen.« So nämlich, wie der Alkohol die Persönlichkeit dessen verändert, der die Kontrolle über die Trinkmenge verloren hat, so verändert sich durch den täglichen Kleinkrieg, durch das Versteckspielenmüssen vor den Nachbarn, durch Krankheit, Arbeitslosigkeit, aber auch durch Streit und Zerwürfnis Leben und Psyche des Partners und der im Haushalt lebenden Kinder. Nach der Faustregel, nach der zum sozialen Umfeld *eines Alkoholikers zwei bis drei Personen gehören,* leiden also in der Bundesrepublik mehr *als fünf Millionen Menschen* mittelbar oder unmittelbar an der Alkoholkrankheit.

Erfahrungen

Als Band mit der Bestellnummer 61 133 erschien:

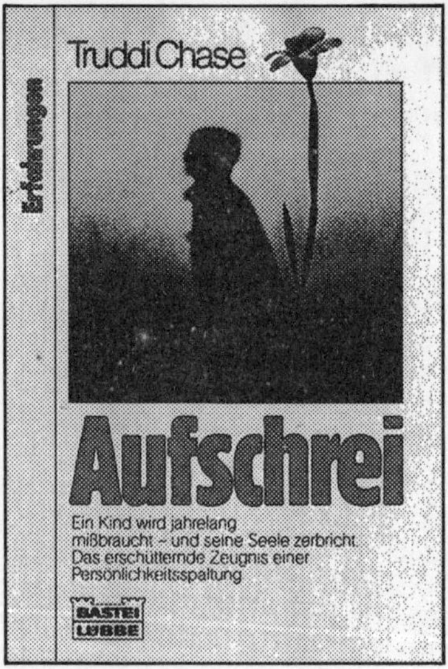

Seit frühester Jugend wurde Truddi Chase von ihrem Stiefvater sexuell mißbraucht. Dadurch ist ihr eigenes Ich erstarrt, und eine Vielzahl von »Personen« ist an seine Stelle getreten. Erst sehr viel später begreift Truddi Chase, daß sie an Persönlichkeitsspaltung leidet, und nun beginnt der mühsame Weg zurück zu sich selbst.

Ein erschütterndes Buch – wer es gelesen hat, wird es nie wieder vergessen.

BASTEI LÜBBE